JN105884

運動で体質が改善できなかった人が読む本

佐々木 拓男

大学教育出版

ま え が き

　日本では少子高齢化問題が危惧され少子化対策、医療保険や介護保険制度の改革等、国の政策もそれなりに着手しているようですが、実はなかなか成果が現れず数年おきに場当たり的に対策を講じているように見受けられます。本書で後に解説していきますが、健康対策が根本的に理解されず、各疾患予防が的確に行われていないのに、制度だけが先走り的に施行され続けているのが現状といえます。

　そのような世の中の影響もあってか、ますます健康ブームは隆盛で、食品関連から運動に至るさまざまな健康法、トレーニング法も名を変え品を変えそのつどブームを沸き起こしています。テレビやインターネットでもまことしやかな健康情報や医療情報を目にすることができ、それらの情報は氾濫しています。

　本書を手に取っている皆さんはいかがでしょう？

　実際にそれらの情報源の運動を試してみて、例えば冷え性が改善したとか、どこか痛みがとれたとか、体重が減った等、体質や症状が改善されたでしょうか？　おそらく本書のタイトルが気になった方は、思うような結果が出なかったり、逆に痛みが出てしまったり、そもそも運動が継続ができなかった、というような経験をお持ちなのではないかと思います。

　実は体質の改善や健康診断の数値改善も、食事の変化とストレスが緩和したことが要因なので運動効果が感じられなかったのも無理もありません。CM で見られる運動前後の体重変化を謳った比較も、糖質制限が根幹のダイエットなのが実情なのです。

　逆に食生活の改善がない中、画一的で、後述しますが胴体の可動性を無視した屈筋系の動きばかりの運動をしてしまうことで、ますます姿勢不良、

関節可動域制限が起こり、成果が上がりにくい状況が続いています。

　以前は、いや、いまだに高血圧には減塩や有酸素運動を処方することが正しい対処法だとまことしやかに医療機関やマスコミを通じて言われてきていますが、血圧が上昇するほとんどの原因はストレス（本態性高血圧）による自律神経の乱れ、内分泌系のトラブルなのです。いくら減塩しても血圧は変わらず、有酸素運動をしても一時的にその場で下がるのであってすぐに元に戻ってしまいます。

　繰り返しますが、運動で健康になる、体質改善ができるというのは大きな誤解であり、その運動も間違えた概念で広まってしまっているのが現状であり、あくまで基本は食生活が現在の身体を作っているのです。これは分子生物学の観点からも明らかです。遺伝、加齢、運動習慣の有無を考える前に、まずは好き嫌いを無くすこと、甘いものやアルコール摂取を量にかかわらず習慣化させない、タンパク質をしっかり摂る等食事を見直すことです。食生活を見直すといってもカロリー計算や品目を増やす等といったことではないのです。さらに自律神経のバランスを乱す最も大きな要因となるストレスもまた習慣化させないことです。

　これらの真実を改めて理解し、実践することが健康寿命を延ばすことにつながります。運動をするといっても身体メカニズムや真の病理学等無知のまま、ただブームというだけで見よう見まねで運動するのは大きなやけどをすることにもなりかねなく、運動する側も、もちろん運動を提供する側もしっかり勉強して実践するべきです。そうしたことを踏まえて、介護や医療の現場では、本人や家族を取り巻く心的負担の軽減や環境の整備等寄り添えることができる施設が、そして青少年から中高年にいたるまでの運動やスポーツ指導者等においては、なおさら的確な食事指導、身体バランスを考慮した正しい運動指導を行えているか否かが、淘汰されつつある時代の中で必要とされていくことでしょう。

　ただ運動していれば健康になるという考えは現実的ではなく、カロリー

計算の観点から運動効果を謳ったり、栄養指導をするのも健康作りには寄与できないと、そろそろ認識すべきです。また、介護支援においても手厚いサービスによって逆に本人の有している能力を奪い自立を阻んでいるケースも少なくありません。まずはそれらの理解が、真の健康を獲得し、肉体的にも心理的にも人生において自立し続けるための一歩と言えるでしょう。本書が読者の健康寿命を延ばす一助になれば幸いです。

　また、前著に続き出版の機会を与えて頂きました大学教育出版代表佐藤守様、長年に渡りコラム執筆の場を頂いている遠井保険事務所代表遠井洋文様、日本徒手整体トレーナー認定協会のスタッフ、アカデミーの仲間たち、筆者の両親、家族の存在が本書を執筆する力と支えになりました。これまで出会ったすべての方たちにこの場を借りて厚くお礼申し上げます。

　2019 年 9 月

佐々木　拓男

運動で体質が改善できなかった人が読む本

目　次

第3章　運動による健康効果の真偽

第4章　開脚は×！？　知って得する身体の歪み

第 1 章

糖が及ぼす身体への影響と対策

　そもそも体質、痛み、病気を決定付ける根本原因は何でしょうか？　運動不足？　加齢？　実は、体質は食生活によって決められ、痛みや病気は食生活にストレスが加わると発症します。特に糖が大きく影響を及ぼしていることを解説していきます。

第 1 話
身体の石灰化のお話

「関節の石灰化」という言葉を聞いたことがありますか？

　胆汁が石灰化すると胆石になり、酸化した血液が十分にろ過されずに糖などと粘着して石灰化すると、腎結石や尿路結石になります。臓器に起こる石灰化とはメカニズムが違いますが、関節も石灰化します。例えば、四十肩、五十肩、股関節疾患、手術を要する膝関節疾患、バネ指、変形性関節リウマチにおける指等で、関節と周辺の靭帯等が変成して石灰化すると言われています。動かすたびに骨がゴリゴリ、関節がバキバキと音がして、痛みを伴います。

　一般的には、カルシウム不足により、身体が必要を感じて大量に分泌したカルシウムが石灰化の原因だと言われていますが、本当にそうでしょうか。石灰化を経験したすべての人にカルシウムが不足していたとは考えにくいですし、実は骨の構成要素の8割近くがタンパク質で、カルシウムは骨を補強しているにすぎません。そのためにカルシウムを摂っただけでは、骨密度はあまり上がらないのです。骨粗しょう症、ヘルニア、疲労骨折、圧迫骨折などの場合は、まずタンパク質を補強しなくてはいけません。ですから、関節の変成（性質が変わること）は、カルシウム云々の問題ではないのです。

　ではなぜ、石灰化が起こるのか、ここで整理してみましょう。

① 　まず長期間の「炎症」が挙げられます。

　関節部位にはリンパ節が備わっており、血管とリンパ節の長期的炎症が

その要因の一つであるのは間違いありません。炎症が長く続くと、関節軟骨部の細胞は変性してしまうのです。ちなみに、この炎症の一番の原因は長期的心因性＝ストレスです。

　②　次に「糖化」が挙げられます。

　①に関連しますが、ストレスを感じると、身体を安定させようと副腎からステロイドホルモンが分泌されます。このホルモンはストレス時の過剰な免疫活動（例えばアレルギーによるアナフィラキシーショック等）を抑制します。急なショック症状による心拍や血圧の急上昇、血糖値低下を防ぎ、安定した状態に戻すのもステロイドホルモンなのです。そして免疫機能と炎症を抑制します（ステロイドホルモンは免疫細胞であるリンパ球に反応して無力化し、リンパ球供給器官であるリンパ節や脾臓を萎縮させる機能を持つため）。つまり①のリンパ節と血管の炎症がストレスによって継続するとホルモン（別名糖質コルチコイド）が分泌され、その成分は糖なので、このホルモンの継続分泌が糖化を招きます。糖化を招くと、例えば軟骨、靭帯、血管、神経等のあらゆる細胞と糖が粘着し機能を抑制してしまうのです。

　もちろん、糖質の多い食べ物や果物の摂り過ぎも糖化を引き起こすのは言うまでもありません。この糖化も細胞の変性の一役を担います。

　③　は「圧」です。

　五十肩であれば、①②の状況下で痛みのある側の腕を下にして寝る長期的習慣が肩を圧迫して石灰化を招きます。痛い側を下にしなくなれば、やがて関節への必要以上の圧が緩和され、酸素や血液等の通り道ができ（ここでは便宜上酸道と言います）、細胞の代謝が再開され関節も回復します。しかし、股関節や膝は肩とは違って体重という重力が常にかかるので、酸道が確保できないことで新陳代謝が阻害されて変性も回復せず、やがて手

術に至る症例が多いのです。

④ 最後は、カルシウムではなく「リン」という体内ミネラルが原因だ
と考えられます。

リンは発火しやすく、長期的炎症で変性されていきます。体内では融
点が違うため、火葬場のように骨がボーボーと燃えるわけではありません
が、リンはカルシウムに次いでミネラルを多く含み、結合性を有して働く
その特徴が、関節軟骨を変性させるのだと思います。「リン酸塩」のよう
にリンと結合した食品添加物の過剰、継続摂取も注意が必要だと筆者は考
えています。

これら4つの条件がそろうことで関節が変性そして、石灰化を起こすと
思われます。

第 2 話
ホントに１日２、３粒くらいの
チョコだったら問題ない？

　糖が関節の痛み、炎症、そして石灰化に根本的に関わっていると述べてきました。

　ここでは、糖の継続・習慣的摂取のネガティブな影響について、認識の違いを感じた例をいくつか挙げてみます。

　①　糖を摂取していると自覚していないケース…

　糖の継続・習慣的摂取というのは、何も甘いチョコレートやスイーツ等の菓子類やアイスクリーム等を積極的に食べているということだけではありません。たとえ少量でも一口であっても、毎日何かしら甘いものを食べているのなら、確実に影響を受けています。

　②　甘党でないから無関係と思われているケース…

　洋菓子・和菓子を問わず、甘いものはあまり好きではないし食べないので自分は無関係と思われている方は非常に多いのですが、実はしょうゆ味の煎餅等の砂糖含有量は菓子類でも最上位クラスです。また、市販のお弁当やおつまみ等には、大量の砂糖・ブドウ糖が使われています。500ccのスポーツドリンクにはスティックシュガー11本分、他の栄養ドリンクや清涼飲料水にはそれ以上の砂糖が含まれています。成分表示を確認する習慣が必要です。

③　既製品や菓子類は一切食べないから大丈夫というケース…

麺類、白米、パン…これら炭水化物は糖質です。お茶碗一杯で糖質50〜60ｇ、角砂糖14個分と言われています。糖の種類が違うので、ご飯を角砂糖に換算するのは意味がないという意見もあり、確かにその通りですが、消化されたご飯はブドウ糖になり吸収されます。炭水化物制限はダイエットには非常に有効ですが、カロリー計算やダイエットの観点のみで言及しているわけではありません。また、糖質は代謝や脳の活動のエネルギー源になるという論拠での積極的な摂取を正当化する方もよく見受けられ、専門家と言われる方でさえ同様の論調ですが、現代は糖質過多であり、貯蔵されているタンパク質が新たなエネルギーとして必要な分だけ新生されるので糖を積極的に摂取する必要はまったくありません。炭水化物摂取の割合が高いと余分な糖は脂肪に変換され肥満や内臓脂肪の原因となったり、糖化によりあらゆる病気を引き起こしたり、血糖値異常を招きます。さらにブドウ糖はがん細胞やウイルスの餌になるのです。糖質制限で注意すべき点はタンパク質不足にならないように留意することのみです。

④　果物を換算していないケース…

果物に対する誤解もまだまだ多いようです。ビタミン含有量でいうと、果物よりも野菜、アーモンドや卵、豚肉等の動物性タンパク質の食材の方が多いのです。また、果物はほとんど果糖でできていて、これらは肥満や内臓脂肪に直結します。習慣的に摂取している方はカリウム過多になりやすく、それによりミネラルバランスが崩れると腎臓に負担がかかり、むくみや冷え性に悩む方が多いのです。身体に良いという幻想は捨てて、糖の塊を食しているという認識でいるべきですし、あくまで嗜好品と捉えるべきです。

⑤　アルコールの摂取習慣がある方…

　焼酎、ウイスキー、ウオッカ等は比較的糖質が少ないと言われています。もちろん、果物を使うワインや小麦を使うビールよりは含有量が少ないのでしょうが、継続摂取は必ず肝臓に慢性的な炎症をもたらします。臓器の炎症を抑制するのは副腎から分泌されるステロイドホルモンです。ステロイドホルモンは下がった血糖値を上げる役割を担いますし、性質そのものが糖とも言えます（糖質コルチコイド）。慢性的にステロイドホルモンが分泌される状態は、身体が糖化していることを意味します。この糖化も、人体にネガティブな影響を与える現象の一つです。以上のようなケースを鑑みると、いかに糖質摂取の影響を受けているかに驚かされると思います。では何を食べたらよいのか、と聞かれることがありますが、やはりタンパク質をメインに摂るべきです。ストイックに糖を遠ざけろと言っているわけではありませんが、糖の摂取が多すぎるということをまずは認識してほしいのです。今ある痛みや病気・不定愁訴もまずはこれらの糖の影響を大きく受けていることを理解する必要があります。

第 3 話
炭水化物のワナ

　一般的な糖に対する認識の違い、よくある誤解について述べてきましたが、ここからは糖が実際に身体に及ぼす影響について解説していきます。

　結果には必ず原因があります。そして、病気の原因のほとんどは糖なのです。

　遺伝子研究が進んで病気遺伝子を解明しても、ほとんどの病気の基本メカニズムには糖が絡んでいるので、発症したら速やかに糖を除去しなければ病気の改善は困難です。

　また、予防のためのこまめな血圧測定、服薬、健康診断、予防接種も、糖に対して無防備だと徒労に終わってしまいます。

　日常的な運動習慣も、こまめなサプリメント摂取も、糖を無意識に摂っていたら逆効果になることもありますし、そもそも運動だけで体質改善はできません。

　トップレベルであっても、怪我の多いスポーツ選手は、糖の弊害に対する知識を持ち合わせていないことが多く、果物などを習慣的に摂っていることがあります。特殊な動作や過度の疲労が損傷を増長させることがあっても、そもそもの怪我につながるきっかけも、痛み、病気もやはり糖が大きな要因です。筋肉系の障害、股関節等の疾病、甲状腺機能障害のような内分泌系疾患を多発するアスリートは、糖の弊害をもっと知るべきです。消費カロリーが多くても、糖の弊害は避けられません。

　スポーツをしている子供によく見られる関節の成長痛も、実はストレスと糖の問題です（成長痛という言葉が誤解を招き、原因の真理を遠ざけて

いると思います）。身体を大きくしようと一生懸命白米を摂取している若きアスリートを見ていると、非常に残念に思います。

　食品の組み合わせ、栄養不足、水分不足、太陽光不足、アルコール・薬の常用度合い、そしてストレス等がどのように組み合わさるかによって、疾患の現れ方が分かれてくるのです。もちろん、糖の蓄積度合いにもよります。マスコミの報道やコマーシャルに惑わされず、食生活を改善させることが、難病克服にも役立つはずです。

　筆者が施術してきた方々のさまざまな炎症、関節痛から神経痛、慢性筋肉痛などの痛み、整形外科的疾患（次表①）といわれる症状も、加齢や運動不足などではなく、根本的には糖との関わりが大きな原因です。インフルエンザ、流行風邪、消化器系（次表②）、自己免疫疾患（次表③）、皮膚疾患（次表④）、婦人科疾患全般（次表⑤）、生活習慣病（次表⑥）等にも糖が決定的に関わりますし、精神疾患（次表⑦）にも実は糖が関わります。

　その他、難病（次表⑧）にも糖が深く関わっています。そして癌…かなりの疾患メカニズムに糖が影響しているのです。

表　糖が引き起こす疾患

①	一般的な腰痛、脊柱管狭窄症、ぎっくり腰、坐骨神経痛、股関節疾患、五十肩、膝痛、側湾症の悪化、O脚、外反母趾、バネ指、足首の痛みや腱鞘炎、姿勢不良、ヘルニア等
②	胃腸炎、逆流性食道炎、クローン病、便秘、下痢、潰瘍性大腸炎、胃潰瘍
③	花粉症、食物・空気アレルギー、リウマチ、アトピー性皮膚炎等
④	うおのめ、イボ、ガングリオン、肌荒れ、ヘルペス等
⑤	子宮筋腫、生理痛、更年期障害
⑥	糖尿病、高脂血しょう、高尿酸血しょう、痛風、メタボリックシンドローム、高血圧、動脈硬化、悪玉コレステロール値の上昇、ポリープ、肝硬変
⑦	うつ、パニック障害、無気力、統合失調症
⑧	突発性難聴、甲状腺障害、腎障害、泌尿器疾患、脱腸、虫垂炎、リンパ浮腫

　ここで筆者が施術やトレーニング指導を通して観察してきた糖の摂取が
過剰気味の方の身体的傾向をご紹介します。タオルを床において足の指で
たぐり寄せていくエクササイズを行ってみて下さい。糖質過多の方は節々
が糖化により固くなり、関節や靭帯が硬化、変形、炎症を起こすことがあ
り、指の動きも悪くなります。

　タオルギャザーといわれるこのエクササイズが行いにくく感じたら糖化
を起こしはじめているかもしれません。

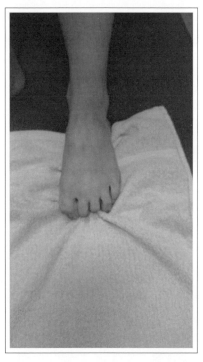 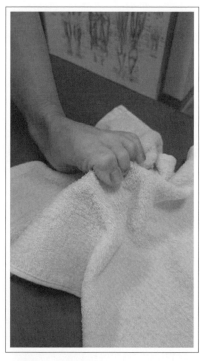

写真1　裸足になってタオルをたぐり　　写真2　たぐりよせたタオルを持ち上
　　　　よせる　　　　　　　　　　　　　　　　げてみる

第 4 話
その腰痛、骨盤の歪みではありません

　糖の影響による症状のメカニズムを分かりやすく解説します。糖は非常に粘着性が強く、あらゆるものと結合して機能を低下させる「糖化」という性質をもっています。

　身体に必要なエネルギーとしての糖は、体内に貯えられたタンパク質から生成される（＝糖新生）ので、炭水化物（＝糖）の摂取割合を多くするべきではありません。

　人類誕生から数十万年の間、氷河期などを乗り切るためもあったのでしょうが、食生活の中心は脂質で、次にタンパク質、炭水化物という順番でした。つまり動物性由来の栄養素が中心でしたが、その後稲作の発展によりここ 2000 年程の間に米、小麦等の炭水化物＝糖質中心の食生活に変化しました。

　日本の各家庭で白米が食されるようになったのは戦後で、50 歳前後だった平均寿命が爆発的に伸びたのは、戦後欧米文化の影響でタンパク質摂取量が増えたからです。

　しかし現在、最も多く摂取すべきタンパク質摂取量はかなり少なく、残念ながらその約 6 割が糖質に取って代わられています。米、うどん、パン、パスタ等の糖質を最も重要と考えている方が多いようですが、人間は糖を摂らなくても、タンパク質や脂質をエネルギー源にする回路を有しているので、糖は決して無くてはならないものではありません。

　糖の摂取後に運動によって糖を消費できると考え違いをされている方が非常に多いのですが、エネルギーとして使い切れない炭水化物と余分な糖

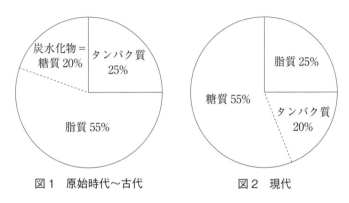

図1　原始時代〜古代　　　　　図2　現代

（果物やスイーツ、ジュース、スポーツドリンク等）は、あらゆるアミノ
酸と化合して以下に述べる糖化産物へと変化します。ですから、ダイエッ
トや健康目的のカロリー計算にはあまり意味がありません。

　ここからは、関節系、筋肉系、アレルギー、冷え性、むくみやリンパ浮
腫、神経痛、生活習慣病、婦人科疾患の項目ごとに、糖化の具体的な影響
について解説していきます。

　関節の軟骨や靭帯が糖化すると、関節の可動域が制限され、長期的に圧
迫がかかるため、軟骨がすり減ったり、肩・股関節・膝等に石灰化による
炎症や痛みを起こし続けます。石灰化は関節部への長期間の圧力と糖化、
そしてそれによるリンパや血流不全からくる長期的炎症等の条件が重なる
ことで、軟骨がリン等に変性して起こります。高齢者に多い円背（極端な
猫背）等の姿勢不良、先天的側湾症の変化が顕著に進行していく状況、ヘ
ルニアやぎっくり腰も、背骨を支える靭帯・脊椎軟骨・椎間板の糖化とス
トレスが原因です。老化や運動不足、骨盤の歪みが真の原因では決してあ
りません。これらの要素は誰にでも必ず起こっているので、すべての人が
腰痛になるはずですが、そうではありませんし、運動習慣のある方でも腰
痛の方は少なくありません。

　水分不足と糖化は脊柱間狭窄症を招きます。指先の変形、手首や足首の

炎症や痛みは酷使によると言われていますが、それらも靭帯の糖化が原因です。

　骨の生成を促すビタミンDの代謝促進は腎臓が担い、ミネラルをコントロールするステロイドホルモンは副腎から分泌されます。糖の継続・過剰摂取は腎臓の機能を低下させ、副腎の疲労を増長させるので、骨や軟骨の形成不全や骨密度の低下を招き、老人性股関節症や膝関節症、外反母趾やO脚の根本原因となります。高齢者に多い圧迫骨折はタンパク質と水分の不足が原因ですが、糖化による骨密度の低下もその一因と言えるでしょう。

　オスグットシュラッター病と言われる膝痛を含む関節痛全般（他、足首や股関節）が成長期に見受けられる場合、総称して成長痛と言われています。これらは過度の運動による負荷が発育途中の筋肉や関節にかかり続けることが原因と言われていますが、前述した高齢者の関節痛発症パターンと同様、ストレスと糖の継続、過剰摂取による軟骨や靭帯、成長ホルモンやステロイドホルモンそのものの糖化や、分泌不足が原因なのです。成長期の主なストレスは、家庭において承認欲求の不足、スポーツそのもののプレッシャー等が大きく占めます。ステロイドホルモンが不足すると、あらゆる炎症（＝痛み）を抑制できなくなり、腱鞘炎を含む関節痛を招くからです。手の指の関節が変形したり痛みが出るのは、使いすぎ、酷使が原因と言われていますが、靭帯や骨の糖化による変形であり、酷使は炎症を増長させる要因の一つにすぎません。

第 **5** 話

筋肉の柔軟性は失われ、
冷え性やむくみも引き起こす

① 筋肉系のトラブル…

糖の継続摂取により、筋肉に生じるトラブルのメカニズムを解説します。

乳酸は、ストレスによる呼吸の乱れや過度の運動により、体内に発生すると言われています。乳酸が血液中に滞留すると血流不全になり、筋肉の凝りやひきつれが起こります。乳酸は、糖がピルビン酸に変性して生じる活性酸素の一種で、肝臓で分解されます。つまり、糖の継続・過剰摂取は、乳酸の発生リスクを高めるのです。

果糖を分解するのも肝臓なので、果物の継続摂取は肝臓の働きを総体的に弱め、乳酸を分解しきれなくなります。その結果、肝臓に負担がかかり続け、炎症を起こして脂肪肝になります。

アルコールの分解は肝臓の役割だと広く認知されています。「酒は百薬の長」等と言われていますが、少量であっても毎日の飲酒は肝臓の慢性的炎症を招くことでステロイドホルモンの継続分泌による身体の糖化と副腎の慢性疲労を引き起こすので、健康という観点でいうとデメリットでしかありません。そもそもお酒は糖質そのものなので、身体の糖化に直結します。ワインもポリフェノール効果による抗酸化作用、血流促進作用がうたわれていますが糖化や肝機能、胆石、胆管の疾患を招くリスクの方が上回っています。

お酒は睡眠の手助けをしているかのような感覚もありますが、眠気を誘うだけであって夜間は必要以上に肝臓が活発に活動することを余儀なくさ

れ興奮状態になり実は熟睡の妨げになっています。長年飲酒し続けると、前述の乳酸の分解もしきれなくなります。イライラしたり怒りの感情が起こるときに呼吸が浅くなり運動時と同じように乳酸が発生しますが、怒りの感情を処理しきれなくなり年齢を重ねるごとに短気でキレやすくなるので注意が必要です。

　肝臓の慢性疲労・機能の低下は、筋肉を硬化させます。筋肉を覆う筋膜はコラーゲン質なので、タンパク質であるコラーゲンの糖化は、筋肉の硬化・歪みの直接的な原因になります。肋骨を覆う筋肉が硬化すると、呼吸が浅くなって酸欠気味になり、血流不全を起こしてさらに筋肉が凝っていきます。

　果物やスイーツの継続摂取・炭水化物の摂取過多は、筋肉の硬化を増長させます。それにより筋肉の弾力性が失われて耐久力が低下し、肉離れや断裂などの損傷を招きやすくなります。怪我が多いアスリートには、これが当てはまります。

　筋肉の硬化・圧迫は、肋間神経痛、坐骨神経痛、三叉神経痛等を引き起こし、関節や背骨の圧迫が、頭痛、顎関節症や腰痛、脊柱間狭窄症、ヘルニアや膝や股関節、肩等四肢の関節痛等の原因になります。肝臓の疲労は、腎臓や副腎と共にそれらのもう一つの大きな要因であり、その根本には糖化が絡んでいるのです。

　②　冷え性…
　冷え性の解消には、タンパク質や鉄分を摂取してホルモンや血流を改善させる必要がありますが、長年糖を頻繁に摂取していると、タンパク質とヘモグロビンが共に糖化を起こし、血流は低下したままになります。つまり、糖が冷え体質の一番の要因なのです。栄養の適切な摂取と共に糖を控えなければ、冷え性は改善しません。まずは糖のコントロールが必要なのです。また、補足ですが玄米を常食にしている場合、成分のフィチン酸が

必須ミネラルを排出する作用があり、体内の鉄分合成が阻害されると言われており、やはり冷え体質を招いてしまっているようです。心当たりのある方は玄米の常食を控えてみてください。

　糖の継続摂取はリンパの糖化を招くことと、血糖値コントロールの際に分泌されるステロイドホルモンの継続分泌によりリンパ節が萎縮して免疫低下を招きます。股関節周辺にある鼠蹊リンパ節を萎縮させ下半身の冷え、大腿部前部の痛み、股関節痛を引き起こします。ウイルス感染すると弱ったリンパ節は過剰反応でリンパ浮腫も招きます。

③　むくみ、リンパ浮腫、静脈瘤…

　下半身のむくみは腎臓の機能低下を意味します。腎臓のろ過機能や膀胱の排出機能を低下させる要因も、糖の継続摂取です。糖をろ過しきれないことで腎臓は疲弊し、その糖はやがて足の先端部分で滞り通風を招きます。さらに、糖は冷え体質も招き内臓を冷やすので、水分摂取が難しくなり、余計にろ過機能が低下します。これも糖を控えることで改善します

　前述した通り、リンパ浮腫はリンパ節での極端な抗体反応によるむくみです。西洋医学ではリンパ節を切除しますが、糖を控えて副交感神経が速やかに働く体質に改善させることが先決です。そうすればリンパ力は改善し、リンパ浮腫という極端な免疫反応は起こらなくなります。

　血管のしなやかさを保つタンパク質はコラーゲンですが、コラーゲンが糖化により弾力性を失い血管が硬化することが、静脈瘤の一番の原因です。

第 **6** 話
自己免疫性疾患＝糖由来と認識せよ

　自己免疫性疾患にはアレルギー、リウマチ、バセドウ病…などがあります。花粉症、アトピー性皮膚炎、食物アレルギーなどのアレルギーも、糖の継続・過剰摂取が原因です。自己免疫疾患の典型的な症状のひとつであるアレルギーは免疫細胞であるリンパ球の不活性やその減少が原因で起こりますが、これはリンパを生成する脾臓や胸腺が弱っていたり炎症を起こしたりしているからです。リンパは外部から進入した異物はもとより、体内のがん細胞に対しても抗体をつくって無力化するので、「免疫力がある」とはリンパ力があることといえます。リンパの働きに個人差があるのは、糖の継続的摂取量、またストレス時等に発生しやすい炎症の抑制作用や血糖値のコントロール作用をもつステロイドホルモンの分泌頻度が鍵を握るからです。

　糖はあらゆる細胞と糖化しますが、リンパ球と糖化するとリンパの不活性が起こり、免疫低下の決定的要因になります。

　風邪をひきかけたら速やかに糖の摂取を控えてリンパを活性化させるべきですし、インフルエンザも予防接種よりも前に糖を控えて備えるべきです。風邪をひくと節々も炎症を起こしますが、同様に糖の継続摂取でリンパ力が弱り、ステロイドホルモンの分泌力が落ちるとウイルスによって節々の炎症が発生し慢性化していくのがリウマチです。

　また、ブドウ糖・果糖などの単糖類、砂糖などの二糖類は、分子構造がシンプルなため急激に血糖値を上昇させますが、上昇が速い分急激に下降

します。巷では、砂糖は身体活動のエネルギー源といわれているようですが、持続性や耐久力に乏しいために当てはまりませんし、脳の活動に良いというのも大きな誤りです。血糖値の急激な下降は、副腎に危険を認識させ、再び血糖値を上昇させます。この役割はステロイドホルモンが担うため、糖を摂取するごとにステロイドホルモンを分泌し続ける副腎は疲労するのです。糖の継続摂取で副腎ホルモン同様、甲状腺ホルモンも急下降した血糖値を引き上げる役割を担うため、過剰に分泌が続きバセドウ病を引き起こします。

　ステロイドホルモンはストレスを感じたときにも分泌され、血糖値を安定させ、血管や内臓等の炎症（ストレスにより交感神経が優位となり、活性酸素が発生して細胞を傷つける）を抑制する働きを持っています。しかし、ステロイドホルモンは炎症を抑える際に身体を糖化させ、冷やし、リンパの働きを抑制し、リンパ節も萎縮させます。つまり、糖の摂取は糖化と同時にリンパ力の低下を招くため、免疫力を決定的に弱め、アレルギー体質の原因となるのです。果物や菓子類を絶ち、ごはんや麺類等の炭水化物の摂取割合を抑えることで副腎の疲労は回復し、リンパ球を生成する脾臓も機能を取り戻します。現代医学では成人後、脾臓はほとんど機能していないと考えられているようですが、実際にはアレルギー症状は徐々に改善します。

　身体の機能を一定に保つ自律神経系は、交感神経系（緊張、筋・血管収縮、心拍上昇等）と副交感神経系（弛緩、内臓活動、血圧や心拍安定）で成り立っています。同じ免疫活動でも、交感神経が優位だと白血球内の顆粒球細胞が主に稼動し、副交感神経が速やかに活動していれば白血球内のリンパ球細胞が主に稼動します。つまりアレルギー反応は、交感神経優位な状態で顆粒球が主に活動しているということです。つまり、糖の継続、過剰摂取はアレルギーを誘発する交感神経優位体質となるため、副交感神経のスイッチがしっかり入る体質に戻すため糖の摂取量をコントロールす

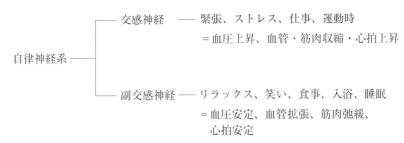

図1　交感神経と副交感神経

べきです。

　顆粒球は菌を撃退しますが、その際に活性酸素を発生させて周辺の細胞を傷つけ、炎症を起こしやすくします。皮膚炎などはまさに交感神経系＝顆粒球系の仕業です。

　交感神経優位の状態を招く主な原因はストレスですが、糖の摂取もそれに拍車をかけます。気管支喘息や肺炎も、糖を絶つことで克服することが可能です。鼻や喉、気管の粘膜にはリンパ球が付着してウイルスをキャッチするので、糖を絶ってリンパ力を取り戻すと同時に、粘膜を形成するビタミンA等の補給が必要になります。

第 **7** 話
生活習慣病、何を見直すべきか？

① コレステロール、動脈硬化

　動物性脂肪の多い食事がコレステロール値に影響する、という大きな誤解が蔓延していますが、コレステロールの8割は肝臓で生成されるので、食事やカロリーを気にする必要はありません。

　コレステロールそのものは、傷ついた細胞膜を修復し、ステロイドホルモン（ストレス時や血糖値の乱れを安定させるため副腎から分泌される）の材料になります。また、ビタミンD（免疫や骨の形成に非常に有用）の材料にもなるので、生命維持には欠かせない細胞です。

　ですから、コレステロールを敵視しなくてよいですし、善玉に対する悪玉コレステロール値の割合が高くても、それがすぐに動脈硬化につながるわけでもありません。

　問題は、糖の継続摂取により、血管内の余分なコレステロールに糖が粘着することなので、コレステロールの値よりも糖の摂取量に注意を向けるべきです。

　コレステロールが通常値より多く分泌されているのはそれだけ活性酸素により細胞膜が傷ついているためで、活性酸素発生要因はストレスと激しい運動を行ったとき等です。前述の「静脈瘤」でも述べましたが、血管が硬化する原因は、糖の継続摂取とタンパク質（血管の材料となる）の不足であり、コレステロール値を下げる薬の継続的な服用は、胆石になるなどのリスクをもたらします。安易に薬でコレステロールの値を下げるよりも、本来のコレステロールの分泌メカニズム、機能をしっかり理解し、食

生活を見直す（油、動物性脂肪の制限ではなく糖を控える）ことが先決です。

　そして、それだけストレス（筆者定義…恒常性が乱れて各症状が発症するに至るまで、ある感情が一定期間継続、習慣化している心理状態）がかかっていることを受け入れ、冷静に問題解決をはかったり、気分転換を行うなどのメンタルコントロールの必要性を認識すべきです。

※　恒常性……ホメオスタシス。自律神経系、内分泌系（ホルモン分泌）によって身体を
　　　　　　　一定の健康状態に保つ自己防衛システム

　②　肥満

　脂質異常症・メタボリックシンドローム・糖尿病の原因が炭水化物の過剰摂取であることは疑いようがありません。タンパク質や脂質の摂取は肥満にはつながりませんし、動脈硬化やコレステロール値とも無関係であることは前述の通りです。細胞の構成要素であるタンパク質と細胞膜を保護する脂質はしっかり摂取すべきです。炭水化物はエネルギー源として必要ですが、体内に貯えられたタンパク質が必要に応じてエネルギー源として糖になるので、エネルギー補給を目的に糖を摂る必要はありません。カロリーを抑えることばかりに気をとられると、アミノ酸スコアが下がり低タンパク状態（栄養不足）に陥ります。低栄養状態はフレイル（虚弱）を招きますが、近年高齢者のフレイル予防の必要性が注目されてきています。

　炭水化物の摂取量を制限すれば体重はスムーズに落ちますし、タンパク質をしっかり摂っていればリバウンドも起きませんしフレイル予防になります。ハードな筋トレや有酸素運動を習慣にしなくても、糖質制限を行えば体重は落ちるのです。消費カロリーに目を向けた運動によるダイエットは非効率で、鉄分やタンパク質が不足するなどのデメリットの方が多いともいえます。

　運動のみでの減量は難しいですし、体質改善もできません。血圧が下が

り血糖値も下がるのは運動をしている期間の一時的なもので、根本解決にはなりません。

　身体は 60 兆個の細胞でできており、その細胞を構成し性質を決定するのはあくまでも食生活です。減量目的の運動はフレイルのリスクを高め、細胞を傷つけ、膝や腰など関節や筋肉の損傷の引き金になってしまいます。

③　高尿酸血漿、痛風、腎不全

　尿酸値の上昇や痛風の原因は、アルコールやプリン体の多い食品といわれています。腎臓でろ過しきれない残存物が指の神経を刺激して痛みを引き起こすのですが、そのろ過できない物質こそが前述したとおり糖で、プリン体と糖化することが痛風の原因です。水分不足と糖の継続摂取が腎臓に負担をかけ、そこにアルコール摂取などが加わることでさらに尿酸値が上昇し、痛風を発症するのです。もちろんアルコールそのものも糖です。

　腎臓機能に負荷をかける大きな要因として、糖の継続摂取、ジュースやスポーツドリンク、お茶などの摂取割合が水に比べ多いこと、薬の継続服用などが挙げられます。

　腎臓のろ過機能が低下すると、人工透析が必要になってしまいます。そうなると水分を制限されるので、ますます機能が低下するという悪循環に陥ります。予防のためにも、1 日 2ℓ の水の摂取と糖質制限をおすすめします。

第 8 話
糖が及ぼす身体への影響は内科、
婦人科にとどまらず…

① 消化器疾患

　胃腸炎、胃弱、胃潰瘍、逆流性食道炎、便秘、下痢、クローン病、潰瘍性大腸炎、脱腸、虫垂炎、過敏症腸炎等、消化器系トラブルのほとんどは糖が原因です。糖の過剰・継続摂取により交感神経優位体質になり、顆粒球メイン※の免疫反応によって活性酸素が発生し、粘膜を傷つけて炎症を起こします。大腸はリンパ球を最も多く保有する臓器ですが、糖化は粘膜内のリンパ球を減少させ、ポリープなど良性腫瘍の原因にもなります。

　また、糖はウイルスや悪玉菌の餌になり、腸内バランスを崩しますし、糖を摂り続けていると酵素の効果は望めません。酵素を摂取したいのなら、果物からではなく、鮮度のよい刺身や発酵食品からにするべきです。つまり、通常の食生活をしていれば、必要量の酵素を摂れるのです。胃癌の原因の一つとされるピロリ菌よりも、菌の餌になる糖の摂取量を心配すべきです。

※　一日に何度も交感神経と副交感神経は入れ替わるが、その切り替えがスムーズにいかず、交感神経が優位な状態が持続すると、顆粒球メインの免疫反応となり、炎症、痛み、冷え、免疫低下を引き起こす。自律神経が乱れる最も大きな要因はストレスなので、ストレスがかかっているときこそ糖は控えるべき。

② 婦人科疾患

　婦人科疾患の多くも、糖の継続・過剰摂取が原因といえます。子宮筋腫等の腫瘍は、「①消化器疾患」で述べたように、糖を餌にして細胞が変性

を続けた糖化産物です。女性ホルモンの影響で引き起こされる生理痛や生理不順も、糖の摂取によりヘモグロビンが糖化して身体が冷えることと、ホルモン自体の糖化に起因します。閉経の前後に起こる更年期障害のさまざまな症状を抑えているのはステロイドホルモンです。減少する女性ホルモンに代わって働いていますが、前述のように、糖の継続摂取によりステロイドホルモンの枯渇が生じると、女性ホルモンの代替機能を果たせなくなってしまうのです。

　糖を制限し、ホルモンの材料となる良質なタンパク質や鉄分を摂取することで、更年期障害は軽減します。

　③　低血糖症

　低血糖症（血糖値が安定せず、身体を動かしたり疲労感があるとすぐに血糖値が下降する）も、高血糖同様、単糖類（果糖・ブドウ糖）や二糖類（砂糖・ショ糖・乳糖）の継続・過剰摂取が原因です。甘いものが欲しい衝動に駆られるのも同様です。糖を頻繁に摂取することによって、血糖値の急な変動が起こります。急激に上昇した血糖値は急激に下降し、血糖値を再び安定させるためにステロイドホルモンが疲弊し、やがて枯渇して低血糖が続きます。そこにストレスなどが加わると甘いものを欲し、摂取すると一瞬だけ快感覚になりますが、またすぐに気分が落ち込みます。その負の連鎖が続く状態が低血糖で、運動中でも仕事中でも夜中でも、エネルギー補給として単糖類や二糖類を摂取すべきではありません。

　糖尿病の方が一時的な低血糖に陥るとブドウ糖を経口しますが、結局は血糖値の急な変動に拍車をかけ、自力での血糖コントロール能力を低下させ糖尿病、低血糖症を悪化させることになってしまいます。

　④　うつ、認知症等精神疾患

　「低血糖症」でも述べましたが、血糖値の乱高下は精神状態にダイレク

トに影響します。疲労を感じたときは確かに低血糖状態かもしれませんが、そのタイミングですぐに甘いものに手を出しても、単糖類や二糖類は脳のエネルギー源にはならないので、気分はすぐに落ち込み思考活動を抑制してしまいます。依存度が増すと、ドーパミンの浪費によって建設的な心理状態を保つのが難しくなっていきます。ドーパミンによる快感覚は依存性が強いので、ストレス時や脳が疲労しているときに甘いものを摂取して得た感覚に依存してその習慣から抜け出せなくなります。

　ストレスの対処は糖の摂取によるドーパミン系ではなく、太陽をしっかり浴びて脳から分泌され建設的思考を構築するセロトニン系をメインにすべきです。セロトニンの材料は鉄分、亜鉛、タンパク質なので、フレイルは身体機能だけではなく脳の機能、精神状態にも大きな影響を及ぼします。

　糖化による脳内血管の硬化に水分不足が加わると、血栓ができやすくなり脳血管障害のリスクを高め、また血流不全によって認知症の要因にもなってしまうのです。

第 9 話

糖を侮ること無かれ！ 癌と糖の深いつながり

"糖はがん細胞の餌になる！！"

糖化による身体への影響について述べてきましたが、ここからは糖と癌との深い関わりについて解説します。

細胞分裂等の新陳代謝や内臓活動、筋肉を使う運動など、あらゆるエネルギー活動には主に２つの系統があります。

１つ目は、酸素を取り込み、血液の運搬を担うタンパク質と結合して代謝活動を行う有酸素系のエネルギー産生で、細胞内小器官であるミトコンドリアが酸素を細胞内に取り込む役割を担うため、ミトコンドリア系と呼びます。

そして２つ目が"解糖系"で、エネルギー産生に酸素を必要とせず、グルコース（＝ブドウ糖）という糖をエネルギー源として行われる無酸素系で、糖を分解して代謝活動を行うのでそう呼びます。

陸上競技に例えると、ミトコンドリア系は長距離種目で、解糖系は短距離種目になります。よく「筋肉を使う運動を続けると乳酸が溜まる」といいますが、この乳酸は解糖系のエネルギー産生時に生まれる代謝産物であり、疲労物質や老廃物などとも言われています。

日常の中で無酸素運動をしていなくても乳酸、疲労物質がたまるのは、同じ姿勢で座り続けたり、ストレスで呼吸が浅くなると筋肉も硬くなり、血管も弛緩より収縮する割合が増え血流不全が起こり身体の代謝産物が滞留するからです。

乳酸は血液を酸性に傾け、細胞内に乳酸が蓄積して酸素供給不足になる

と、細胞の代謝が妨げられてしまいます。細胞の壊死を早めたり、筋肉のコリや硬さの原因になったりもします。この現象を乳酸アシドーシスといい、蓄積した乳酸は肝臓で分解され糖に再合成されます。

　前述したように短距離走的な運動だけではなく、ストレスで呼吸が浅くなり低酸素状態になると、ミトコンドリアへの酸素供給が制限され、解糖系のエネルギー産生がメインになってしまいます。そしてストレス時に副腎から分泌されるステロイドホルモンは炎症を抑制する代わりに免疫機能を低下させ、リンパ節を萎縮させ、ホルモン自体が糖質で構成されているため、身体を冷やす（低体温）のです。そのため炎症も抑えられるのです。

　実は1920年代に、癌細胞の細胞分裂・増殖過程は、酸素がなくてもブドウ糖をエネルギーとして取り込んで短期間で成長する解糖系産生であることが解明されています。検査に用いられる腫瘍マーカーは、癌細胞が増殖していることを知らせる因子ですが、その腫瘍マーカーが糖由来の物質です。

　癌細胞周辺にはブドウ糖が大量に取り込まれ、短期間のうちに細胞分裂が繰り返されているのです。本来、癌細胞は誰でも有していて、一日におよそ1万個が産み出されています。しかし、免疫細胞であるリンパ球内のNK（ナチュラルキラー）細胞がいち早く異常をキャッチし、癌細胞への抗体を作って無力化しているのです。

　しかし、前述のとおり、癌細胞は糖をエネルギー源、つまり餌にして増殖するので、食生活における糖の過剰摂取が続き、低酸素と低体温が持続する交感神経優位状態が続くと、リンパ球の数が追いつかず、リンパの活動性が抑制されて癌細胞増殖が勝ってしまい、検査ではっきりと確認できるほどに成長してしまうのです（検査で確認できるほどの癌細胞は、10年以上前から増殖を続けていると言われています）。

　また、これまでも解説してきたように、糖はヘモグロビンとも糖化し、

酸素供給や血液運搬能力にも支障をきたすので、ストレス時以外でも、甘いものや果物を少量でも継続的に摂取すると、低酸素・低体温という体質を招きます。もちろん、摂取している間は高血糖になるので、癌を増殖・活発化させる条件を満たし続けることになります（ブドウ糖は麺類やご飯などの炭水化物や果物に含まれ、原材料名にブドウ糖・果糖と表示されているジュースやスポーツドリンク、スイーツにも含まれています）。

　現代の癌治療の代表的存在である抗癌剤も低体温をもたらしますし、手術などによる体力消耗時のブドウ糖の点滴は癌を進行させてしまいます。つまり、糖過剰の食習慣とストレスが癌の増殖を促進し、癌治療をしながら、結果的に癌の増殖を手助けしていることになります。

　改めて言いますが、糖は癌細胞の餌になりますし、免疫細胞のリンパ球も糖化してしまうので、癌をはじめいかなる病気にかかった場合でも、すみやかに糖を断つべきです。そしてこのような真実を知ると、果物やチョコレートが健康に良いなどという情報も、鵜呑みにはできなくなるはずですが、いかがでしょうか？

第 10 話
糖に負けない身体づくりのポイント

　癌が痛みや疾患に及ぼす影響を解説してきました。

　癌の場合、無酸素状態でもブドウ糖をエネルギー源にして癌細胞が増殖していくことも述べました。癌細胞は毎日誰でも発生していますが、身体に備わる免疫システム（リンパ球が対応）によって無力化しています。

　しかし、糖の継続・過剰摂取によってリンパ球が糖化したり、血糖値を安定させるためのステロイドホルモンがリンパ節を萎縮させることによって免疫システムの機能不全状態が続くと、癌細胞は増殖してしまいます。

　また、糖化は身体の冷えの原因にもなりますが、冷えは交感神経を優位にし、リンパ球の活動を低下させます。

　このように、低酸素（ストレスによる呼吸の乱れ、姿勢不良、無酸素系の運動の継続等による）、高血糖（糖の継続・過剰摂取）、低体温（ストレスによる交感神経の比率の上昇や糖化による冷え）等が癌を含む疾患の根本要因と言えます。

　このような身体の状態、そして食生活を見直していくことで、痛みや病気に打ち克つ免疫力を養えます。ここからはその具体的対処法を紹介していきます。ただし、身体に問題が起こった場合、速やかに糖の摂取を控えたり減らすことを前提とした対処法となります。

　ストレスを感じ続けると酸欠状態になります。思い悩むと前屈みになって呼吸が浅くなり、イライラすると無酸素運動時同様呼吸が乱れ、悲しみが続くとむせ返り、呼吸が乱れて低酸素になります。また、デスクワーク等で同じ姿勢が続いても、肋骨が固くなって呼吸が浅くなり酸欠になりま

す。

　ここでは、肋骨を広げて肋骨を覆う筋肉を弛緩させ、深い呼吸を取り戻すエクササイズを紹介します。布団や座布団を丸めて背骨の下に縦に敷き、仰向けになります。健康器具として注目を集めているストレッチポールを使うのもよいでしょう。

　腕を上げると痛みがある方でも、仰向けに寝て床の上で滑らせながら行

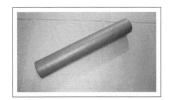

写真1　ストレッチポール

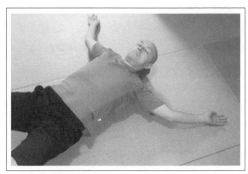

写真2　腕を横に広げて胸郭を広げ、大きく深呼吸をする

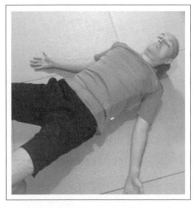

写真3　腕を上下にゆっくりと動かします

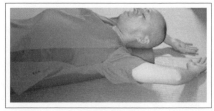

写真4　呼吸を意識しながらゆっくりとした動作をすることで、肋骨を覆う筋膜が緩みます

うと、重力がかからず関節の負担が減って、比較的楽に動かせるのでお勧めです。糖化 → 石灰化によって関節が硬くなってしまった場合にもお勧めです。

　３〜５分行った後立ち上がると、胸が開き姿勢が改善され、肋骨を覆う筋肉が弛緩しているので、呼吸が楽になります。毎日行って低酸素体質を改善しましょう。

　姿勢不良により肋骨が硬い状態で、酸素カプセルなどの酸素供給を行う健康器具を使用しても、効果が期待できないばかりか、活性酸素を発生させてしまいます。

　まずは、酸素を取り入れる身体環境を整えましょう。

第 11 話
リンパ力をつけよう！

　ここからは、免疫力の指標となるリンパ球を増やして活性化させる東洋医学的方法を紹介します。

　リンパ球が減り、不活性になる要因を整理してみます。

① 交感神経優位な状態が続く

　免疫細胞のうち、交感神経優位時には顆粒球が、副交感神経優位時にはリンパ球が活性化します。交感神経優位な状態が続く最大の要因は心因性、つまりストレスです。

② 糖の継続・過剰摂取

　血糖値の急な変動により分泌されるステロイドホルモンは、リンパ節を萎縮させ身体を冷やします。糖自体も身体の糖化を招くのでリンパや鉄分も糖化し、リンパの不活性や冷えを増長させ低体温体質になります。以上のことから、ストレスを減らして食生活を見直すことで、リンパ力は回復するということが分かります。また、リンパを生成する脾臓を養生すると、免疫力は大きく回復します。

　東洋医学では、足の親指の爪の生え際が脾臓を活性化する身体ポイントとなるツボです（西洋医学では成人後の脾臓の働きは軽視されてしまっています）。

　100円ショップなどで購入できるツボ押し棒を使うと、効果的に行うことができるのでおすすめです。

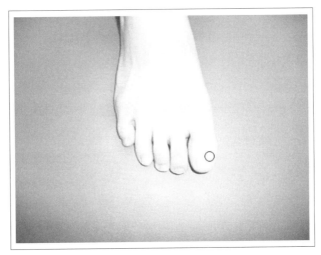

写真1　足の親指　爪の生え際の内側（アーチ側）のポイントが脾臓を活性化する

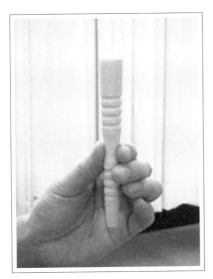

写真2　100円ショップで手に入るものでよい

　ちなみに、脾臓が弱ったり炎症を起こしている時は、左脇腹や左背中（肩甲骨の下あたり）が痛くなったり苦しくなります。そういう時は免疫力が弱っていたり、甘いものや果物を継続・過剰摂取しているサインです。一日１セット（２〜３分）のツボ押しをします。

　風邪をひいていたり、痛みがあったり、何らかの病気に罹っている時は、何セット行っても構いません。左脇腹や左背中の違和感が消えるまで毎日続けると、免疫力つまりリンパ力が回復・強化されてきたと考え

て良いでしょう。

③外因として身体が冷える

　東洋医学では病気になる要素として、心理的不安定、感情の乱れがストレスとなり恒常性を乱す内因（前述①）、天候、ウイルスや菌、住環境、外傷性の怪我などが身体に影響を及ぼす外因、そしてそのどちらでもない不内外因（前述の②、食物アレルギー、暴飲暴食、性の浪費など）に原因を分けています。外因としては湿度が高いことによる菌の繁殖、乾燥によるウイルスの増殖、暑さによる熱中症、日照不足、寒さにさらされる住環境による身体の冷えなども免疫システムに異常をきたします。

　冷える分だけリンパ力は弱るので、風邪のひき始めで寒気などする時は熱い湯船につかるべきです。シャワーだけの生活はおすすめできません。

第 12 話
真の健康づくりはシンプル!!

　糖の影響を受けた身体の免疫力を引き上げ、回復させる養生法ということで、リンパ球を直接活性化させる身体ポイントをお伝えしましたが、ここでは間接的に活性化させる方法を紹介します。

　①　太陽浴をする

　毎日太陽光を浴びる時間を確保します。あまり日差しの強くない午前がおすすめです。最低でも5分、できれば20分前後浴びたいものです。通勤としてではなく、太陽光を浴びるための散歩というように、そのための時間をしっかり確保します。日当たりの良い場所で日向ぼっこをするだけでも十分です。その際に深呼吸をしてみましょう。意識的に深呼吸をすることで分泌される脳内物質セロトニンには、自律神経系のバランスが回復する作用があり、リンパ球が分泌されやすくなります。

　②　天然水を摂取する

　1日2ℓ以上の天然水を摂取しましょう。お茶やコーヒーは腎臓に負担をかけ、血液循環に影響を与えます。血行が良くないと体温が安定せず、リンパ球も不活性になります。また、腎臓の養生に加え、前述の太陽浴をすることによって免疫作用のあるビタミンDが生成されやすくなります。スポーツドリンクは、免疫の観点から、これまで指摘したとおり控えましょう。

③ 栄養学を整理する

　リンパ球を含め、あらゆる細胞はアミノ酸つまりタンパク質の分子が材料になります。鶏卵は、摂取すべき必須アミノ酸が満遍なく豊富に含まれている唯一の食品なので、毎日摂取しましょう。

　また、イワシ・サンマ・豚肉も、アミノ酸を豊富に含んだ優れたタンパク質食品です。牛肉よりもアミノ酸を多く含み、鶏肉よりも栄養価が高い食品です。低カロリーということで鶏肉や大豆が健康的なタンパク質と言われていますが、大切なのはアミノ酸の含有率です。成長期にはしっかりタンパク質を摂るべきなのは当然ですが、高齢になってもフレイル予防のためにタンパク質をしっかり摂るべきで、麺類・パン・ご飯等は年齢を重ねるにつれて減らしていくべきです。

　また、レバーもしっかり摂りましょう。赤血球の材料で、タンパク質としても良質で、脳の神経物質の材料である鉄分が豊富です。プルーンは糖質が多く、納豆は非ヘム鉄なので、ヘモグロビンつまり赤血球の材料にはなりえません。他におすすめなのは、シイタケ・マイタケ・シメジ等のキノコ類やアーモンドで、抗酸化作用が認められています。

アミノ酸含有量が高いタンパク質食

卵、イワシ、サンマ、豚、羊…等

※　大豆、納豆、豆腐、トウモロコシ等の植物性タンパク質は上記動物性タンパク質の半分程しかなく、低カロリーであると同時に実は低タンパク食でもあるのでカロリー計算を健康食の指標とすべきではない

図1　高タンパク質食

　もう一度まとめると、病気や痛みの要因となる糖質の摂取量を日常的に控え、何らかの病気にかかったり痛みが出たら、速やかに糖質全般を絶つべきということ（なぜ糖質なのか？　と思われた方は、第1章をもう一度

読み返してください）。

　それに加えて、免疫細胞であるリンパ球を活性化させる身体ポイントへのアプローチを試みる、ストレスで浅くなった呼吸を整えて低酸素状態を改善する、低体温状態を改善するために太陽光を浴びたり、効果的な栄養摂取を心がけることです。

第2章

外因から痛みが起こり、内因から病気を招く

　ここでは食生活以外で、痛みや体質を形成し、身体を
酸性にする要因を解説していきます。そこには日本人の
精神性、環境、そして地球の自転も関わってきます。

第 13 話
痛みあるところに炎症あり

　さまざまな痛みや神経痛、痺れなどは、心を不安にするものです。そしてその原因が分からないと、そのこと自体がストレスになり、さらに症状を長期化、悪化させ病気になりかねません。それらの不快症状があるときは、必ずどこかに「炎症」が起こっているのですが、そのような炎症が起こるメカニズムを理解しているだけでも、不安からくるストレスがかなり軽減され、回復を早めることにつながります。

　交感神経優位時には安定していた呼吸が乱れ、呼吸が浅くなり、筋肉緊張が起こり、血管収縮による血流不全、低体温になります。身体は治癒しようとし、自律神経作用により、血管が収縮して滞った部位に「栄養や酸素を送ろう」「狭くなった血管（歪んでいる関節部位、緊張下の筋肉等）を無理やり通ってでも供給しよう」と頑張ります。言い換えれば、小さな流れに向かって濁流が一気に押し寄せるようなもので、そこが炎症となり、痛みとなり、病気に発展していくのです。

　そもそも血流が安定していたら、炎症は起きません。つまり、交感神経優位の状態が継続することにより身体が「冷えた」ことが、炎症を引き起こしているのです。交感神経は、仕事で戦闘モードのとき、プレッシャーが強いとき、感情が不安定なときなどに発動します。また、負荷が大きい運動をしているとき、睡眠不足、カフェインや糖を常用しているときにも、交感神経が優位になります。そうなると、血管が収縮して脈や血圧が上がり、筋肉が緊張し、内臓の機能が抑制され、リンパ球の活動を中心にした免疫力が機能しなくなります。

　逆に副交感神経は心理的にリラックスしていて、笑っているときや食事を摂っているとき、入浴時や睡眠中に発動します。副交感神経優位時は心拍が安定して筋肉も弛緩し、血管は拡張することで血圧も安定します。血流が安定すると身体も温まり、免疫細胞であるリンパ球も活性化し免疫力が高まります。笑うことは確かに免疫効果があるのです。一日に何度も交感神経と副交感神経が入れ替わります（自律神経系）が、その切り替えがスムーズにいかず交感神経が優位な状態が持続するとリンパ球の働きが弱り、花粉症、アレルギー、風邪等に罹患しやすくなります。つまり交感神経優位の状態が続いている人がかかりやすいことになります。

　内臓の炎症、不眠症、高血圧、その他生活習慣病といわれるものも同様です。交感神経は、前述のように心理状態にダイレクトにリンクするので、病気やコリ、痛み、神経痛などは、ストレスを処理しきれず、呼吸が浅くなり、切り替えが上手く行われていない方に起こるわけです。自律神経が乱れる最も大きな要因は心理的ストレスです。そうしたことから、肩こり、腰痛等は、姿勢や年齢、運動不足等ではなく、心理的・身体的ストレスが最も大きな原因と言えます。ストレスがなければ、心臓から身体の隅々まで無理に血液を送ろうと圧力を上げる、すなわち高血圧は起こりません。

　本来は自律神経系のアンバランスが生じると「恒常性（ホメオスタシス）」の機能によってアンバランスを修正しようと身体は働き始めます。またストレスは誰にでも感じるものでもあります。東洋医学では七情といい怒り、悲しみ、憂い、驚き、恐れ、喜び、思い煩いなどの心因性を内因と位置づけています。そのような感情が起こっても恒常性で身体バランスは保たれます。ただ、これらの感情の持続期間や処理の仕方は個人差があり、それはストレス耐性の差として自律神経系にも影響を及ぼします。自律神経系がアンバランスになり恒常性に影響を与えるほどの一定期間の感情の不安定さをストレスと定義づけることができます。

　一般的には、シップや鎮痛薬によって痛みをコントロールしようとしますが、シップや鎮痛薬で一時的に炎症や痛みが緩和したように感じるのは、身体を根本的に冷やしているからです。各部位をピンポイントで冷やすことは痛み止めの薬にはできず、身体全体を冷やすことで炎症をごまかしているのです。そして鎮痛薬に限らず、ステロイド剤（免疫抑制剤）、睡眠薬、降圧剤、抗がん剤、胃腸薬、抗うつ薬等、すべての薬が同様に身体を冷やしているのです。

　つまり一時的ならともかく、習慣的に継続して薬を服用すること自体、決定的に交感神経を優位にしてしまいます。もともと血流不全や冷えが引き金になって炎症を起こしていたのに、さらに交感神経を刺激して、負の連鎖が永遠に続くということも十分理解したいものです。

　このように、痛みは身体の冷えから起こる「炎症」が引き金になっていることをロジカルに理解しましょう。偏った食生活や長期的な薬の服用などで冷えを増長しないように留意し、ストレス耐性を養うことが炎症を速やかに緩和することになり、身体にとって最善の処方となるのです。

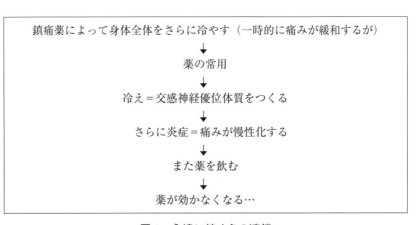

　鎮痛薬によって身体全体をさらに冷やす（一時的に痛みが緩和するが）
↓
薬の常用
↓
冷え＝交感神経優位体質をつくる
↓
さらに炎症＝痛みが慢性化する
↓
また薬を飲む
↓
薬が効かなくなる…

図1　永遠に続く負の連鎖

第 14 話
日本人的肩こり

　日本人は外国人に比べて慢性肩こりの方の割合が多いようです。また、花粉症も国民病と言われ、日本人の罹患率が高いと言われています。

　それは世界で最も不安感が強い日本人の国民性に起因していると思われます。心配、不安、恐れ、イライラ、憂い等の感情を抱いている時は、自律神経において交感神経が優位になり、呼吸が浅くなり、筋肉の緊張、内臓不良、免疫低下を招き、痛みや病気の大きな要因になることは説明してきました。

　その強い不安感に対して、心を落ち着かせたり気分転換を図ることで副交感神経を発動させ、交感神経が優位になりがちな自律神経を恒常的にコントロールするのは、脳の神経物質のセロトニンです。また、不安を打ち消す快感覚は、同じく脳の神経物質ドーパミンです。

　セロトニンは日光を浴びることで体内の鉄分やタンパク質と合成し、生成が促進されます。しかし、そのセロトニンを取り込める量、分泌できる量は、アジア人は遺伝的に他の人種より少なく、さらに日本人はその中でも少ないそうです。その結果、内向的で依存心・不安感が強く、セロトニンによる気持ちの切り替えがスムーズにできにくいのかもしれません。

　セロトニン分泌量に加え、歴史的背景、世間の常識に狭められた教育感、相手に認められたい自己重要感が特に家庭で持ちにくい国民性も拍車をかけ、自信を持てない子供たち、若者たちが増えていることと関係していそうです。

　スポーツ指導の現場がわかりやすいのですが、サッカーや野球などの少

年指導におけるコーチングを目の当たりにすると、自分の感情のやり場や優越感、日頃のストレス解消のために試合中でも練習でも怒鳴り散らす指導者、トップアスリートの指導者でもあってもパワハラまがいの強圧的指導がまだまだ残念ながらはびこっています。教養や人間性が欠如した指導者が成功体験にすがって目先の勝利だけにこだわって指示を続け、子供たちから思考能力をうばい、疑問や質問を受け付けないことでロジカルシンキングスキルを妨げています。結果として、本質的な自信は育まれず逆境に弱くなってしまうのです。

体罰やパワハラまがいの指導でメンタルは強化されません。自信を与え、問題にあたったときに言語力、切り替え力、読書等建設的思考で乗り切る術を身につけるための指導や教育を習慣化すべき時期に日本はさしかかっているのではないでしょうか。

セロトニンの不足は、前述の日光浴、鉄分摂取、考え方の工夫などで補えれば問題ありませんが、ドーパミン分泌によって不安を打ち消す習慣が続くと、快刺激を得られる甘い物、飲酒、タバコ、カフェイン、パチンコ、セックス等の依存症、中毒になってしまいます。セロトニンには自律神経安定作用がありますが、ドーパミン依存はますます交感神経を優位にしてしまいます。

身体に良くないのはわかるけど、美味しいから止められないというのは実はドーパミン中毒で、不安や恐れ等の心の不安定さをごまかす作用が働いているのです。

ドーパミンはセロトニン同様、鉄分とタンパク質が材料なので、その習慣が続くと、慢性的な鉄不足になってしまいます。

鉄はヘモグロビンの材料でもあるので、不足すると酸素運搬能力の低下により、血流不全に、さらに酸欠状態になり、血液を懸命に供給しようとして筋肉や関節に炎症が起こり、肩こりそして他の部位の痛みも起こるのです。

　女性は月経のためさらに鉄不足 → 生理によるイライラ、うつが起こる → 甘い物 → ドーパミン浪費による鉄不足の悪循環となるため、女性に肩こりが多いとも考えられます。

　ちなみに男性の肩こりは飲酒習慣のある方に多いようです。筋肉の疲労物質を分解する肝臓の機能が低下するからです。また、肝臓炎症に加えて、アルコールは脳の血管にダイレクトに入り脳を萎縮させるので、神経物質の分泌能力も低下します。

　このように不安感が強い精神構造を持っていることとドーパミン依存が、日本人的肩こりの正体と言えるでしょう。このドーパミン消費を補うためにその材料である鉄分を摂取し、ドーパミン依存から脱却すること、セロトニン分泌を促進させるため、日光を浴びる習慣をより積極的に取り入れることが、日本人的慢性肩こりを解消する方法と言えます。

セロトニン　対応	ドーパミン　対応
・自律神経調整 ・冷え性改善 ・姿勢改善 ・思考型によるストレス対応	・タバコ、酒、ドラック、パチンコ、 　セックス等中毒性、依存性が高い ・鉄分の浪費 ・思考停止型によるストレスの現実逃避

図1　脳神経の分類と役割

第 15 話
地球の自転（真理）には逆らえない

　地球は東に向けて自転しており、北極から見れば左回りしていることになります。何とこの地球の左回転が、骨格のアンバランスに影響しているらしいのです。

　骨格筋バランスが崩れると、骨盤の歪みをはじめ背骨・肋骨や筋肉なども左右非対称になります。これが筋肉の凝り、腰や肩などの痛みの原因であることを紹介していきます。

① 　左のウエスト部

　自転の影響でまず確実に歪みが出るのが、左のウエスト部です。

　これは腸骨という骨盤の左側の骨が上方に移動してしまうことが原因です。なぜ左側かというと、地球の自転の影響で利き脚に関係なく、左軸バランス、胴体の左回旋が起こってしまうからです。試しにその場で左脚を軸に右脚で身体を反時計回りに回転させてみてください。この動きは陸上競技のトラック種目も同様に左軸右回転の反時計回りですし、車の運転やスキーのターンも左へ曲がる方がスムーズです。逆に右脚軸左脚回転の時計回りだと回転しにくく、近代オリンピックで陸上トラック種目を試しに時計回りにしたところ転倒者が続出したそうです。お風呂やトイレの水が流れるのも反時計回りですね。その自然の摂理の中で生きている人間が地球の自転の影響を受けるのは自然なことです。

　そのため、回転動作や曲がる動きをしなくても、ただ静止して立っているだけで左脚に荷重をかけやすいので、自然と左の骨盤（脚の大腿骨と連

結する 腸 骨）に重心がかかることで上方に移動、変位しています。

　この歪みは、ライフスタイル・怪我・年齢などに関係なく、地球に生息している限り避けられません。人間だけでなく四足歩行の動物も、通常左ターンの方がスムーズです。その結果、左の腸骨が上方に移動するため左脚は短くなり、左のウエストのくびれは右側よりも少なくなるのです。

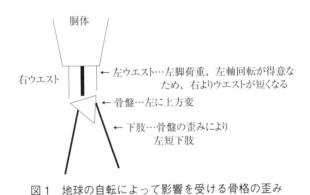

図1　地球の自転によって影響を受ける骨格の歪み

②　原因の真理

　神経痛でも筋肉や関節の痛みでも、痛みが起こるときはそこに炎症が起こっています。その炎症の表面上の原因の一つは血行不良なので、血液の流れを安定させて症状の悪化を防ぐために矯正やエクササイズを行います。

　しかし、どんなに矯正やエクササイズをしても、歩き出した瞬間から歪みは始まるので、矯正やエクササイズで歪みを根本的に無くすことは残念ながら不可能なのです。そこに痛みが起こるのは、歪み自体ではなく（歪みのない人はいません）、歪んでいる箇所（関節や筋肉等）に「炎症」が起こるからです。

　その原因は、考え方や捉え方の習慣によるストレス、偏った飲食習慣等が招いた過剰な交感神経優位体質が引き起こしているのです。痛みや病気

はあくまでも己の習慣が招いた結果であって、自省することこそが回復の早道と言えます。

　整形外科学では二足歩行である人間は四足歩行である他の動物と比べ、アンバランスになりやすく腰痛は宿命であるとまことしやかに言われていますが、前述したようにそもそも二足歩行にかかわらず歪む原因は自転の影響であり、さらに歪んでいても腰痛ではない方も多く存在するので、二足歩行であることや歪みが腰痛の根本原因という見解は的外れと言わざるを得ません。歪みにフォーカスした健康志向の昨今、矯正エクササイズや健康器具等さまざまな情報が氾濫していますが、本書でお伝えしたいことは、歪みを治すことではなく、歪みを理解することなのです。

第 16 話
ヒートショックプロテイン

　梅雨の時期には太陽の照射時間も少なく、湿気による不快感も増し、身体的にもだるさを感じやすくなります。

　この湿気は、皮膚にまとわりつき、皮膚呼吸を制限するため体温調節を行いにくくして体調不良を招く要因になります。

　また、低気圧は普段圧迫されている身体の血管部分の内圧を下げることで一気に血管が広がり濁流のように血液が流れ出すことによって炎症を引き起こします。

　梅雨や台風が来ると節々が痛む、体調が優れない、脈が速くなったり胸が苦しくなる、というのは身体に「炎症」が起こっていることを示唆しているのです。

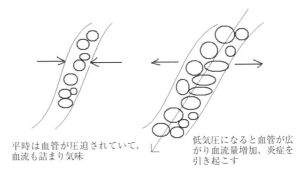

平時は血管が圧迫されていて、血流も詰まり気味

低気圧になると血管が広がり血流量増加、炎症を引き起こす

図1　低気圧で血管が拡張して炎症を引き起こすメカニズム

　この身体の「炎症」つまり「痛み」を予防することで低気圧を快適に過ごすポイントを述べていきます。

①　ステロイドホルモンの養生

　身体に炎症が起こった場合、その炎症を抑制するのが副腎から分泌されるステロイドホルモンです。ステロイドホルモンは他の機能として甘いものを頻繁に食べたり、ストレスを感じる等、急な血糖値の変化が起こった場合に、血糖値を安定させる作用があります。その作用が続くと副腎は疲弊してステロイドホルモンは枯渇してしまい、炎症の耐性が失われます。つまり、低気圧のときはできるだけストレスを解決、緩和させておくことと、甘いものや果物を控えることが重要になります。

②　ヒートショックプロテインの活用

　内圧が下がり一時的に血管が広がるのは普段血管が圧迫されて血流が悪くなっている箇所です。日頃から血管への圧迫や詰まりを除き、血流が良い状態にしておくことが理想です。

　身体の圧迫とは筋肉が硬くなり関節が詰まる状態を指します。また、結果として血流不全を起こしている状況は身体が冷えているともいえます。冷えた身体に急な炎症が起こることで痛みが起こります。血管がひろがり、炎症への耐性を養う方法も合わせて紹介します。

　血管も血液もリンパも筋肉、骨、内臓もすべて身体の構成要素はタンパク質でできています。60兆個の細胞の中には熱刺激を与えることで、酸欠を起こし壊死しそうな細胞や癌等に変性しそうな細胞を死滅させたり、ストレス等により分子構造が崩れそうな細胞を再構築させたり、炎症を抑制させる細胞が存在することが近年解明されてきました。

　これらの細胞はヒートショックプロテイン（熱刺激によって発動するタンパク質）と言われています。ヒートショックプロテインを活性化するに

は、42 〜 43 度の熱めのお風呂に 10 分弱浸かります。その後身体が冷え
きらないように冷まします。湯船から出た後、冷たいシャワーを少しだけ
浴びたり、お風呂から出た後しっかり汗を拭いて裸で 5 分ほど冷ましても
よいでしょう。

　入浴中は大量に汗をかくこともあるので、入浴中、出た後もしっかり水
分補給を行うことを忘れないで下さい。自律神経のバランスを修復して、
ヒートショックプロテインは活性化されます。純粋に硬くなった筋肉もほ
ぐれてきますし、免疫細胞であるリンパ球も活性化します。

　3 日に 1 度、多くても週に 2 回ほど行うことで炎症の耐性ができ、免疫
力が向上します。蒸し暑い日でもシャワーだけで済まさず、お風呂に効果
的に入ることで不快な低気圧を乗り切りましょう。また、タンパク質を豊
富に含む卵の摂取も毎日行う必要があることも付け加えておきます。

第 **17** 話
冷房の影響を受けやすい症状

　本格的な暑さが続くと、冷房なしではいられない日が続きます。しかし、一日中冷たい空気にさらされると、身体は不調に陥りやすくなります。冷房独特の冷えにより現れる症状について考察していきます。

　① 脚がつる

　筋肉がつる原因は、夏と冬では若干違いがあるようです。共通するのは、空気の乾燥、冷えによる血行不良ですが、夏の場合はさらにカリウム摂取過多があげられます。カリウムを含む代表的な食物は果物です。メロンやスイカなどの果物をたくさん食べると、ナトリウムに比べてカリウムの摂取割合が多くなることでミネラルのバランスが崩れ、筋肉の収縮と弛緩にかかわる電解質も影響を受け、その結果つりやすくなります。

　また、果物は果糖の割合が高く糖質過多になります。果糖の分解は肝臓が担いますが、肝臓が疲労することで筋肉の弾力性が通常より失われやすくなります（肝臓は筋肉中の疲労物質も分解するため）。また赤血球を構成するヘモグロビンを糖化し血流不全による身体の冷えや、下腿の静脈の弾力性を維持するコラーゲンとも糖化する（静脈瘤）ことで、むくみが生じやすくなり、余計につりやすくなるわけです。

　② 頭痛

　冷房により四六時中冷えることで、交感神経が優位になりがちです。交感神経は筋肉を緊張させ血管を収縮させるので、首や頭部の筋肉が硬くな

りやすく、血行不良を起こします。また、冷房は空気を乾燥させ、結果として血液の粘性を強めるので、さらに血行不良を起こします。筋肉の硬さにより例えば三叉神経が締め付けられ、頭部やこめかみに痛みが生じたり、後頭神経が圧迫されて後頭部痛が生じてしまいます。

　ストレスを継続的に感じていると交感神経が優位になり血管が収縮してさらに血行不良になります。前述の果物に加えてスイーツなどの甘いものをストレス時に頻繁に摂取するとヘモグロビンの糖化を招き、ますます血行不良を起こし頭痛の引き金にもなります。頭痛が女性に多い原因は月経時の鉄分不足と糖質過多が要因の一つだといえます。

③　椎間板ヘルニア

　冷えは血行不良と共に代謝不全を招きます。細胞の新陳代謝に必要な栄養と酸素は血液によって運ばれるからです。

　代謝不全や血行不良は膝や股関節の軟骨の形成に影響しますし、背骨を連結させる椎間板も血行不良による代謝不全の影響を受けてしまいます。そうなると椎間板の水分が不足し、弾力が失われます。

　さらに長時間のデスクワーク、慢性筋肉疲労などが加わると、脊椎間が圧迫されてヘルニア発症のリスクが高まるわけです。また、血行不良は骨盤内の生殖器や泌尿器、消化器などの臓器にも影響を及ぼします。これらの臓器は腰椎下部（背骨の腰の部分）の神経や骨盤の仙骨神経に反映されているため、血行不良からの内臓炎症と機能低下が神経の炎症を引き起こし、関節も炎症を起こします。このように内臓のトラブルから、循環、代謝不全を招くことで、ヘルニアの要因になっていることも実は少なくありません。

　以上３つが冷房の影響をうけやすい症状です。冬は身体を温めたり室温を上げれば避けられますが、夏に上記の症状を発症させないためには、

・暑い日が続いても、シャワーだけで済ませず、せめて３日に一度は湯船に浸かる。

・果物や甘いものを食べ過ぎない。

・朝や夕方の涼しい時間帯に日光を浴びたり、適度に歩く時間を作ることで血流を確保する。日光を浴びることで自律神経を調整して冷えを予防するセロトニンの分泌が促されます。また、骨を形成するビタミンDの生成も促します。

・骨や軟骨の形成を促すビタミンD生成は腎臓が担うため、腎臓の機能を正常に保つ天然水をこまめに摂取する。

・アルコールの摂取量をコントロールして肝臓への負担を減らし、運動の疲れをためないケアをして筋肉の緊張を防ぐ。

・血液を運搬する鉄分の材料となるレバー、そしてタンパク質をしっかり摂取する。

・筋肉の硬化を招かないように日頃からストレッチなどを行って筋肉を緩めたり伸ばしておく。

・そして何よりも、ストレスを抱えたまま冷房の室内に引きこもらない。ストレスが何よりも交感神経を優位にし続け、血行不良、代謝不全の最大の要因だからです。

第 18 話
身体を酸性にさせるもの

　健康診断で、自分の身体が現在は「酸性体質」に傾いていると判断されることがあります。酸性と出た場合、程度の差はありますが、腎臓の濾過が追いつかないくらい身体が酸性に偏っていたともいえます。肉類・インスタント食品等の摂取後、乳酸が発生するような激しい運動後は一時的に酸性に傾きやすく、塩分や野菜はアルカリ性に傾かせる食品とされています。

　酸性の場合、本質的には身体がそれだけ酸素を必要としているともいえます。酸素を血液中に取り入れ、不要な二酸化炭素を排出するガス交換は肺が担っています。この肺（気管支が行う「呼吸」）が整わないと、身体の酸素バランスが崩れてしまいます。

　そう考えると、激しい運動による呼吸の乱れだけでなく、呼吸が浅い状態でも酸素バランスは崩れてしまいます。この呼吸の乱れの最も大きな要因は、ストレスなのです。

　思い悩んでため息をつく、悲しみの感情が過ぎてむせかえる、イライラ・怒り・恐れなどで一時的に無酸素状態になる等、ストレス（感情の起伏）は呼吸のリズムを狂わせます。その結果、身体は低酸素状態になってしまいます。逆説的ですが、低酸素だからこそ、過剰に酸素を取り込み酸性に傾いてしまうのです。

　呼吸の乱れによる酸素供給は活性酸素に変性してしまいます。活性酸素は細胞を傷つけて老化を早め、炎症を引き起こして痛みや病気の引き金になります。このように、身体の酸性度には肺と腎臓（酸化した血液を濾過

するため）が大いに関わっていますが、食生活・運動・外的要因（紫外線
など）以上に、ストレスが身体を酸性に傾かせる最も大きな要因だという
ことです。

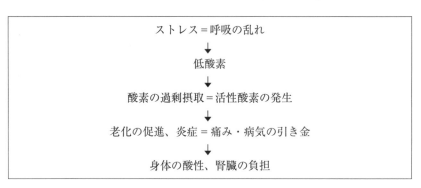

図1 酸性体質になる過程

　では、酸性から中性に戻すのに最も有効なものは何でしょうか。酸性
にするのが心因性なのですから、中和するのも心（感情）に違いありませ
ん。

　それは、「笑い」という身体性です。笑いが呼吸を整え、血管を開いて
安定した酸素供給を行うことで、代謝機能・内臓機能を正常に戻し、過度
の老化や病気を食い止めます。普段から楽しく過ごすこと（物事を楽し
く考える習慣をつけること）、笑顔でいることで身体を中性にすることが、
病気知らずの究極のアンチエイジング法といえるでしょう。

　楽しいことがないと笑えないという方もいると思いますが、ポイントは
身体性なので、まずは口角を上げて笑顔でいることです。顔の筋肉を通じ
て脳が喜んでいる、と認知させる習慣をつけましょう。副交感神経が発動
し自然と筋肉も弛緩して呼吸も深くなります。また、幸福感を感じる機会
が増えると笑顔も自然と増えます。家庭でも私生活でも職場でも自分の居
場所を感じられると幸福感に満たされます。

　人間が最も求めている欲求の一つが承認欲求という自己重要感です。居場所を感じ自己重要感に満たされるためには、目の前の相手を褒めること、笑顔で認めること、うなずきながら聞いてあげたり共感することで人は喜び、満たされます。これらの身体性や感謝する習慣を身につけ、相手が喜んでいる姿を目にすることで結果的にますます自分の幸福感が増して、自然と身体の酸性も中和されることでしょう。

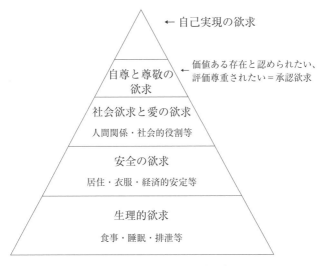

図2　人間の欲求段階で承認欲求は高い位置に置かれる
（マズローの欲求階層説）

第 **19** 話
季節から健康を考える　春・土用編

　ここでは、季節の変化に対する養生法を取り上げます。暖かくなり春風が吹いてくると新芽が一気に顔を出します。タケノコ、ゼンマイ、ワラビ等を好んで食される方も多いと思います。

　栄養分をたっぷり含んだ新芽には同時に毒性もあるので、解毒する必要があります。その解毒を担うのが肝臓なので、東洋医学では春は肝臓が疲れやすく病みやすいと考えられています。

　肝臓に負担をかけるものはアルコールや薬だけではなく、季節の食材の中にもあります。そんな食材を摂った際の解毒・分解を助けるのが酸味のある食品なので、酢の物などをしっかり摂りたいところです。

　肝臓は疲労物質である乳酸などを分解する臓器ですから、肝臓の疲労によって乳酸などを十分に分解できないと、疲労を感じやすくなります。春は身体が重かったり、筋肉の疲労や凝りを感じている方がいつも以上に多いかもしれません。肝臓は脂肪の分解も担いますが、その分解に必要な胆汁は胆嚢で生成されます。肝胆相極まるという諺があるように、肝臓と胆嚢は補完し合う密接な関係で、東洋医学でも陰陽の関係とされています。

　身体のバランスを支える脚や胴体の外側の筋肉の疲労は胆嚢の反応とされ、その原因として、肝臓や胆嚢の負担・機能低下が考えられます。腿の外側の筋肉が突っ張る、攣れる、痺れがある、肋骨外側の筋肉が硬くなる、こむらがえり、肋間神経痛等の症状も、肝臓や胆嚢の疲れが原因といえます。肋骨の硬さは胴体の硬さにつながり、肩・腕・首の可動域の制限・痛み・痺れ等を引き起こします。そして首の緊張は、頭痛の遠因にもなります。

　このように見ていくと、頭部・首・四肢の可動域制限・緊張・炎症・痛みは胴体や肋骨の緊張によるもので、その原因は肝臓や胆嚢等、内臓の疲労と考えることができます。肩や首が痛いからと、その部位のみのレントゲンを撮ったり、鎮痛剤を服用しても、根本的な原因究明や解決にはなりません。

　胴体のバランス・食習慣・ストレスなどが必ず絡んでいますので、総体的に見直す必要があります。漢方の処方は本来、そのような観点から調合されています。

　また、足の親指や薬指の爪の生え際は肝臓や胆嚢の養生ポイントとなり、前記の症状に対して即効性があるツボなので、生え際を１～２分ツボ押し棒や指で刺激することも試してみて下さい。

　ただ、何かを摂取するよりも、原因となる食物を控える、習慣を見直す、ストレスの原因を見つめ直すなどの方が回復は早く、先人が残してきた知恵の有効活用になるといえるでしょう。新芽食材もほどほどに、酸味のあるものをこまめに摂取して、春を乗り切りたいですね。筆者は、水200cc に大さじ１杯程米酢を入れて水で割って飲むことをお勧めしています。

　季節の変わり目である土用、特に梅雨について考えていきます。日本では春と夏の間に梅雨がやってきます。湿度が高く蒸し暑い環境が、身体にどのような影響を及ぼすでしょうか。飲食物への影響としては、湿度が高く蒸し暑い環境では菌が繁殖しやすく腐りやすいので、感染症のリスクが高まります。冷蔵庫や空調設備などがない時代、東洋医学では季節の変わり目、特に雨季は飲食物による影響で、一年で最も病気にかかりやすい、免疫力が低下する時季だと考えられていました。

　身体への影響としては、湿気による汗で皮膚がべとつき、毛穴が塞がりやすくなるため、皮膚呼吸がしにくくなります。べとついた汗を放置すると身体が冷えます。これは濡れた水着を着ているのと同じ状態なので、冷

房などの影響を受けやすく、身体が芯から冷えてしまうのです。また、梅雨の間には気温が低い日もあるため、その寒暖差で冷えのリスクが高まります。冬は防寒の意識が高く、冷えへの対策もそれなりに行えますが、蒸し暑いと薄着になることが多く、冷えには無防備です。

　身体が冷えると免疫細胞であるリンパ球の働きが低下します。リンパは外敵となる異物やウイルスに加え、癌細胞に対しても抗体を作り撃退する重要な役割を担います。風邪もウイルスですが、そのウイルスは慢性関節炎、リウマチ等の難病、肺炎等の重篤な症状の原因にもなります。冷えは万病の元、風邪は万病の元と言われる所以はここにあるのです。このように、梅雨は菌やウイルスによるダメージを受けやすく、その結果風邪から難病、そして癌を最も誘発しやすい要注意の季節なのです。

　ちなみに、菌もウイルスも癌細胞も、その餌となるのは糖です。この時季はいつも以上に糖を控えるという意識を持つべきです。また糖は糖化することでリンパ節を萎縮させるので、決定的に免疫低下を招きます。体調に違和感を覚えたら、身体を温めること、糖を控えることを意識して、梅雨を乗り切りましょう。また足の親指の爪の生え際（アーチ側）が、リンパを生成する脾臓の養生ポイントです。糖を控えると同時に、養生ポイントのツボ押しを行いましょう。

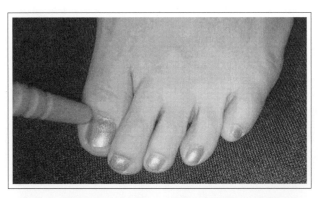

写真1　親指の爪の生え際　ツボ押し棒で2〜3分程押す

第 **20** 話
季節から健康を考える　夏・秋・冬編

　夏は日差しが強くなり、熱中症が危惧されています。脱水やのぼせが起こったり、めまいや意識障害にまで及ぶ場合もあります。いつも以上に水分摂取を心がけたり、空調等で室温のコントロールを図りたいところです。体温コントロールが難しく、東洋医学では暑邪といった外因による疾患が起こりやすいと考えています。

　心臓疾患や高血圧、動脈硬化等の方は温泉等熱い環境に充分注意する必要があるのと同様に循環器系、そして神経系に疾患がある方は暑い夏は要注意の季節です。血液循環や神経系を正常に戻すために東洋医学では苦味のある食材が推奨されています。苦味は消化液、消化管の活動を活発にさせ、小腸の栄養分の吸収を促進させます。栄養は血液によって運ばれるので小腸は臓器の中でも血流量が盛んな場所です。

　心臓と小腸が東洋医学では陰陽の関係とされるのもそのためで、小腸の活動で血液循環も活性化されます。ゴーヤ、ルッコラ、ケール、春菊、ウコン、銀杏、魚のはらわた、コーヒー等は抗酸化作用、血管拡張作用、そして自律神経調整作用がありますので特に夏場、苦味のある食材を積極的に摂取しましょう。

　また、ビタミンEは抗血栓作用があるのでアーモンド、落花生、ウナギ、エンドウマメ等、そしてビタミンB12は神経の修復、造血作用があるため、カキ、ニシン、サバ、豚肉、イワシ等も合わせて夏場にしっかり摂りたい食材といえます。卵、豚肉、ゴーヤが含まれたゴーヤチャンプルは最強の料理といえ、沖縄県が長寿なのもうなずけます。

　夏から秋になると空気は乾燥していきます。粘膜で保護されている鼻や喉も乾燥してきて保護作用が弱まり、乾燥する時季に発生しやすいウイルスにさらされやすくなります。東洋医学では肺、気管支がダメージを受けやすい季節といわれいます。

　粘膜にはリンパ球が備えられ本来は抗体をつくり異物を撃退しますがこの季節は乾燥によってリンパ機能が落ちやすくなってしまい、インフルエンザウイルスに罹りやすくなってしまいます。ただ、インフルエンザも風邪の一種なので、高熱になりやすい、感染しやすいという特徴を踏まえて、しっかりうがい手洗いを心がけ、ウイルスの餌となる糖質を控えていれば、報道で煽られても必要以上に恐れなくても良いと思います。実際には罹患すると辛さは普通の風邪の時よりも身体は辛いので周辺が流行ってきているときは、前述の糖質を控えることと睡眠をしっかりとる等免疫機能を低下させないように心がけ乗り切りましょう。

　東洋医学では秋は白い食材、辛い食材が良いとされています。大根、白菜、らっきょう等風邪をひいて喉に痛みがある時には炎症を鎮めてくれますし、さらに納豆、モロヘイヤ、山芋、レンコン、オクラ等ネバネバした食材もおすすめです。

　目や鼻水が出る程の辛味の強い食材である唐辛子やわさび、山椒等は粘膜を通して異物の進入を防ぎ排出する解毒作用があり、保温作用もあるので風邪をひきやすい乾燥している季節には食卓に頻繁に並べておきたいですね。

　そして冬は東洋医学では腎臓が機能低下を起こしやすいといわれています。秋に続いて空気は乾燥していますが、寒さによって室内も暖房調整するので、ますます乾燥が強くなります。身体も乾燥の影響を受けて、血液も煮詰まった味噌汁のようにドロドロになりやすくなります。

　そうなると血栓もできやすくなるため、冬場に脳梗塞の発症率は高くなります。そのため血液を浄化する腎臓も負担がかかってくるのです。ま

た、寒いと冷たい水より温かいお茶を摂取したくなるので、カフェインに
よって利尿作用が促進されミネラルの排出が多くなり身体のミネラルバラ
ンスも崩れて筋肉もつりやすくなります。利尿作用といっても腎臓や膀胱
等泌尿器には負担がかかります。腎臓や膀胱は胸椎下部から腰椎、骨盤の
神経反射のため、臓器の機能低下によって脊髄神経が炎症を起こして、そ
の神経根の背骨や骨盤の関節が捻挫を起こしやすくなります。

　ぎっくり腰等腰痛症も冬に多い症状といえます。腎臓に負担がかからな
いように、夏場以上に乾燥対策も兼ねてミネラルウォーターをしっかり
摂りましょう。筆者も常温で3～4ℓは水分を摂取しています。いくら水
を飲んでも喉の渇きが取れない方はナトリウム等のミネラルバランスが崩
れている可能性が考えられます。塩分は保温・体温調節作用、血行促進作
用、それに伴う免疫作用、自律神経調整作用、ホルモン調整作用、殺菌作
用等非常に重要な役割を担っています。

　塩分の摂りすぎ等飲食物の影響で血圧が上がるのではなく、血圧のコ
ントロールは腎臓から分泌されるホルモン（レニン）の作用によるもので
す。腎臓の機能維持には適切なミネラルの配合バランスが必要で塩が含ま
れるナトリウムもかかせません。

　東洋医学では腎臓がダメージを
受けやすい冬の季節は塩辛い食材
を推奨しているのもとても理にか
なっています。塩辛、塩昆布、塩
豆等になります。調味料も人工の
食卓塩ではなく自然海塩がおすす
めです。黒い食材も良いとされ、
海苔や黒豆等が良いとされていま
す。これらの食材を冬場しっかり
摂って水分も充分摂り冬を乗り切

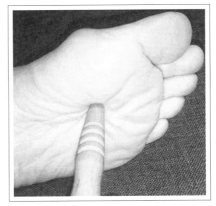

写真1　湧泉にもツボ押し棒で2～3
　　　　分刺激する

りましょう。また、足裏のくぼみの中心部にある湧泉といわれるポイント（ツボ）は腎臓や副腎の機能回復や働きを促します。この部位もおすすめのポイントです。

主な参考文献

『動的平衡』『動的平衡2』分子生物学者　福岡伸一　木楽舎　2009年、2011年

『生理学』医学博士　真島英信　文光堂　改訂第18版　1990年

『40歳からの免疫力がつく生き方』医学博士　安保徹　静山社文庫　2009年

『アレルギーは砂糖をやめればよくなる！』医師　溝口徹　青春出版社　2013年

『医学常識はウソだらけ』物理学者　三石巌　祥伝社　2000年

『水をたくさん飲めば、ボケは寄りつかない』医学博士　竹内孝仁　講談社　2013年

『新常識！ 身体健康学』日本徒手整体トレーナー認定協会理事長　佐々木拓男　大学教育出版　2016年

第 **3** 章

運動による健康効果の真偽

　第 1、2 章から読み解けるのは運動不足や加齢等ではなく、食生活やストレス、他外的要因が痛みや病気の引き金になり、体質を形成することがわかってきました。ここからは巷で言われるように、本当に運動は体質改善や健康に寄与するのかについて述べていきます。そして筋肉や関節の特性もわかりやすく解説します。

第 21 話
運動で体質改善はできる？
その1 ～運動と冷え性～

　巷では健康維持、老化予防のために運動を行うことが推奨されています。心肺機能向上、筋力アップ、ストレス発散、体質改善などさまざまな役割が期待されています。ここでは、運動そのもので前述した効果は実際どれくらいあるのか検証していきたいと思います。

　運動やスポーツはアスリートのようにどんな種目でもハードに行うことは身体へのダメージも避けられず、健康づくりとは別…ということは皆さんも想像に難くないと思われます。

　もう少し強度を落とし、ウオーキング、ゆっくりペースのジョギング、水泳などの有酸素運動等を対象に、このような運動は体質改善、つまり健康づくりに寄与するものなのか考えていきます。

　例えば冷え性です。実は結論から先に言うと、運動を行っている方で、冷え性の方は大げさでなく意外と多いのです。

　つまり有酸素運動で心肺機能の促進をはかっても、ソフトな筋力トレーニングで基礎代謝の向上を目指しても、これらの運動では冷え体質は根本的に改善しないということです。実際に運動している最中は心拍数、血圧ともに上がることで代謝も上がり、血流が促進され身体は温まります。

　ただし、その際、全身への血液供給のために通常安静時よりヘモグロビンも大量消費されます。また、ホルモンなどの代謝物や筋肉運動によりタンパク質が浪費されます。

　ヘモグロビンはタンパク質と鉄分でできています。さらに運動中は気分が高揚し脳の神経物質であるドーパミンがどんどん分泌されます。これら

タンパク質の浪費、鉄分の消費が起こることで、ひとたび運動を終えた後はタンパク質、鉄不足に陥り、血流低下に伴う冷えが起こり始めます。

　もともと冷え性ではない方が運動してもほとんど気になりませんが、元来冷え性の方は運動をするほど、むしろ冷えが改善しないどころか、その症状が著しくなってしまうこともあります。

　お風呂に入っている間は、熱いお湯でも長湯でもその時は間違いなく温まりますが、もちろん入浴をどんなに工夫しても、冷え体質そのものが根治するわけでもありません。それと同様に、「運動も行っている間だけ」が温まっているのであり、前述のとおり冷え性は改善もせず、実は体質改善には寄与しないということです。

　ウオーキングよりもジョギングのように負荷が強い運動を継続的に行っている方ほど、冷え体質の方が多いようです。

　運動習慣による健康志向が高い方は果物の継続摂取やスポーツドリンク、チョコバーなどをエネルギー源として摂取する割合が高いようですが本書第１章でも述べてきましたように、血糖値の急な変動によるステロイドホルモンの浪費、鉄分の糖化、免疫力低下を引きこします。

　定期的な運動習慣とこれらの食習慣が組み合わされることにより、ますます冷え性の根治を難しくしてしまいます。

　鎮痛剤、ステロイド薬等は身体を冷やすことで対処する薬なので、これらを常用している方も冷え性の改善はむずかしいといえます。運動よりもまずは食生活の改善を試みるべきです。

　普段からタンパク質や鉄分、塩分をしっかり摂ること、糖質やカフェインを控えること、太陽を浴びてセロトニンを分泌させること、つまり食生活や生活習慣を見直さないと冷え性は決して改善しません。

　また睡眠の質を軽視していては運動習慣があっても効果的に回復させることもできず、病気や不定愁訴を治す免疫力を養うことはできません。

　夜の12時〜２時の間は副交感神経が発動し成長ホルモンが盛んに分泌

される時間帯です。副交感神経が優位な時はリンパ球も活性化するので免疫力が高まります。運動によって傷ついた細胞も、日焼けした肌の新陳代謝も睡眠中に盛んに行われるのです。できれば22時までには布団に入り恒常性システムを安定させましょう。これらの時間帯に睡眠ができていない生活習慣では健康な身体は手に入れることは難しいといわざるを得ません。

　運動後にアルコール摂取をすると肝臓の炎症が加速し、睡眠の質を妨げ、疲労の回復もままならなくなり本末転倒です。

　逆に言うとこれらの食生活、生活改善を実施することで運動を行わなくても容易に冷え体質は改善してしまいます。運動で体質改善をはかろうとすると、改善しないどころかリスクが高まるということをぜひ留意しておいてください。

第 **22** 話
運動で体質改善はできる？
その２〜生活習慣病と薬のリスク〜

　生活習慣病で多いのが高血圧、糖尿病、高脂血症等です。高血圧なら脳血管障害、糖尿病はあらゆる病気の予備軍、高脂血症は肥満、と二次的障害や合併症の危険性が叫ばれています。

　有酸素運動や筋肉をゆっくり伸ばすストレッチは、血圧を下げる、循環器系を強化する、血糖値を下げるのに効果的だと言われています。

　しかし、有酸素運動やストレッチを定期的に行っても、いっこうに値が下がらない方も多いようです。逆に有酸素運動などを行わなくても、それらの値に問題のない方もいます。つまり運動不足がこれらの数値異常の原因ではないし、運動で体質が改善できるわけでもないと言えます。

　血圧が高いのは、交感神経が優位な状態が続くことで筋肉や血管が収縮し続け、末端まで血液を送る必要が生じたことで心臓や血管の収縮力が強まったからです。

　血糖値について言えば、誰でも運動時には交感神経が優位になって糖が分泌され、糖質を摂取すると血中に糖が分泌されて濃度が上がります。本来は一定まで上がった後、膵臓からインシュリンホルモンが分泌されて血糖値は下がるはずです。

　しかし、交感神経が優位な状態が続くと身体が戦闘体制になり、副腎から血糖値を上昇させるアドレナリンが分泌され、血糖値は高いままになります。

　このように交感神経が優位な状態が続くことにより血圧や血糖値が上がります。そして、交感神経を優位にする主原因はストレスなのです。

　高血圧予防に減塩を！　と言われていますが、減塩を実践しても高血圧の方はたくさんいます。むしろ減塩により身体が冷えるので、温めるために血流を上げようとしてかえって血圧が上がるのです。塩であるナトリウムだけを敵視しても決して改善はしません。正しいミネラルバランスを理解した食生活を実践することです。ナトリウムをしっかり摂りつつカリウムを2倍弱摂れば血圧は正常に保たれます。ナトリウムとカリウムが0.6：1、カルシウムとマグネシウムが2：1の割合で血圧は問題なく正常に保たれます。何かの一品目を必要以上に敵視して排除する極端な取り組みはマスコミや医療機関でさえも一様に行う傾向にあるので無理もありませんが、世間で常識といわれていることはあまり鵜呑みにしないほうが良いかもしれません。

　糖尿病の方は糖質過多であることが多いのですが、糖質摂取量をコントロールしてもなかなか血糖値が下がらない方もいます。ストレスを抱えている限り、交感神経の割合が通常より高くなり自律神経のバランスは根本的に安定しないのです。

　運動は交感神経を優位にします。ストレスが無ければ運動後はスムーズに副交感神経へと切り替わり、運動中に上昇した心拍も血圧も血糖値も緩やかに下がっていくので問題ありません。しかし、ストレスがある状態で運動を行うと交感神経が優位な状態が続くので、数値は高いままです。

　これらの値を問題視して、異常とか病気と捉えて運動や薬などの対処療法で下げようとせず、自律神経は必要があってこの値に引き上げているということを理解し、ストレスに対処することを主眼にすべきです。

　値が下がらないからと運動の強度や頻度を上げてしまうと、心臓に負担がかかり、心肥大や虚血性心疾患を併発するリスクが高まります。

　ストレスが続き交感神経が優位な時は血管が収縮し虚血しているので、早朝から行うゴルフやジョギングなどの運動は心筋梗塞や脳梗塞など招きやすくハイリスクでしかありません。

　薬について言えば、摂取している間は値が下がりますが、継続摂取は交感神経を優位にして身体を冷やし、腎臓や肝臓に負担をかけるので、根治を遠ざけ他のリスクを増長させてしまう可能性もあります。まして、薬を服用しながら体質改善のために定期的な運動をするならば、食事による栄養バランスや休養・睡眠等に充分に配慮するべきでしょう。

　運動後の血圧測定で緩やかに血圧が下がる方と下がらない方の差は抱えているストレスの大きさ、運動強度、継続期間や薬の服用（種類、飲み合わせ、服用期間など）が影響していると考えられるます。そう考えると、体質を改善することを目的に運動してもかえってその行為もストレスになる可能性もあるので、運動を行う時は一時的にでもストレスを忘れることができる環境の方が意義は見いだしせるかもしれません。

　例えば、自然豊かな中で深呼吸をしながらゆったり景色を楽しみながら歩く、とか、気心の知れた仲間数人と会話を楽しみながら無理なく動かすことができるような環境作りを重視したほうが良いのではないでしょうか。介護保険制度で利用できるリハビリ（運動）型のデイサービス施設も、ただ人数を集めて画一的に運動を行わせるよりも前述のような雰囲気作りをまず重視することが施設としての意義だと思います。

第 **23** 話

運動で体質改善はできる？

その3〜運動とストレス〜

　運動とストレスの関係についてご説明します。

　ストレス発散のために運動やスポーツを行うこと自体は、とても健全な行為です。私自身も運動後は高揚感が得られ、気持ちがすっきりします。それに、飲酒や喫煙、パチンコ等によるストレス解消よりも健康に良さそうなイメージもあります。

　そこで、ストレスを自覚しているときの身体の状態を、今一度整理していきたいと思います。

　脳がストレスを認識すると、太古の記憶（狩猟、飢餓、厳しい天候への対応など）が自律神経を介して身体を緊張モード（交感神経優位）に切り替えていきます。

　獣との戦いでは血管が収縮して呼吸が浅くなり筋肉は過緊張に、飢餓への備えとして内臓（特に消化器系）は機能を制御し、寒さへの備えとして血圧や心拍を上昇させます。現代人は狩猟で命の危険を感じることもなく、食の不安もほとんどないと思いますが、それらの記憶の影響で、何もしていないとふと不安になったり、将来への根拠のない不安で落ち込んだりと、負の感情が心を支配してしまうものです。

　また、現代人には対人関係によるストレスが大きく、現状への不満や、自己重要感という欲を常に抱えています。そのようなさまざまなストレスが交感神経を優位にし、無意識のうちに身体を緊張モードに切り替えているのです。そしてその状態が続くと、顆粒球[1]が増大し、ステロイドホルモン[2]が大量に分泌されるため免疫機能が抑制され、活性酸素[1]によっ

て身体の細胞が傷つき、血糖値が上昇し、各所に炎症が起こりやすくなります。

　これがストレスを自覚している身体の状態です。そして運動も交感神経が発動している状態なので、ストレス時と同様に血管が収縮し、血糖値や血圧が上昇し、活性酸素が発生します。このような状態では、歩行程度でも身体へのダメージが避けられません。前述のゴルフ中の突然死等がわかりやすい事例だと思います。

　自然豊かな環境で気持ちを落ち着かせる、絵画や音楽を楽しむ、太陽を浴びながら深呼吸する、ゆっくりお風呂につかる、美味しいものを食べる、笑う、熟睡するといった行為なら、いずれも副交感神経を優位にして、ダメージを負った身体を回復させてくれます。

　運動による高揚感は脳で分泌されるドーパミンという快楽物質によるもので、これまでのコラムで述べてきたようにドーパミンには依存性が強く、利那的な発散方法と言えます。

　ゆっくりしたヨガやストレッチ等のエクササイズはどうでしょうか？筋肉を伸ばし血管や関節も広がり、循環器系にも負担がかからず活性酸素も発生しにくいとえます。ただ、人間は何もしていないと屈曲位へ収縮していってしまいますが、その機能性やバランス、歪みを考慮せずやみくもに伸ばすことで、余計に屈曲位へのアンバランスを増長させて姿勢不良を招いたり、痛みを引き起こしてしまっているケースが非常に多く見受けられます。動的なものでも静的なものでも運動である以上、身体には必ず負荷がかかっているという事実を認識し、その運動特性、身体状況、生理学、病理学、身体バランス等を総体的に把握した上で運動に取り組む必要があるでしょう。

　もちろん、運動によって得られる高揚感、達成感、笑顔、その間ストレスを忘れられるという現象を否定するつもりはありませんし、筆者も基本的に運動は嫌いではありません。

　ただ、以上の理由から、運動やスポーツはなるべくストレスがない時に行って、身体へのダメージを避けた方がよいという事実をご紹介しました。

1)　顆粒球、活性酸素……顆粒球は白血球の細胞の一種で、同じく白血球の一種であるリンパ球がウイルスや癌細胞に対して抗体をつくり処理するのに対し、顆粒球は主にウイルスより大きい菌を担当し標的を捉え自爆して処理します。リンパ球は副交感神経発動時に分泌され、顆粒球は交感神経発動時に分泌されることが近年わかっています。この処理を行うときに炎症が発生し、たくさんの酸素供給を必要とするために活性酸素を生み出します。この変性した活性酸素は殺菌作用があると同時に炎症を伴って周辺の細胞を傷つけ、癌をはじめあらゆる病気のときに活性酸素を伴っています。

2)　ステロイドホルモン……ストレスホルモンとも言われ、ストレスを感じたときに副腎から分泌されるホルモンの総称です。このホルモン分泌によって、体温を鎮め、免疫を抑制し、血糖値を安定させること等で、体内に発生した炎症（内臓器官も含む）を鎮める抗炎症作用が期待できます。ただ、分泌が続くと免疫抑制作用によってリンパ節を萎縮させたり、ステロイドホルモンの一種である糖質コルチコイドが身体を糖化させてしまいます。

　　この糖化により、例えばコレステロールと粘着→変性を起こし悪玉コレステロール値が高くなる原因となったり、リンパ球との糖化で免疫力を落としたり、鉄分との糖化で貧血や冷え性を招いたり、靭帯や関節等との糖化で節々が硬くなる原因となります。また、さらに分泌が続くと、ステロイドホルモンそのものが枯渇して炎症にさらされやすい身体になります。ストレスが続いたときと糖質摂取が続いたときに、糖化は起こりやすくなります。

第 24 話
屈筋と伸筋　その1

　筋肉の特性には「屈曲」と「伸展」があります。屈曲は、物を持ち上げる、身体を屈める、膝を曲げるなどの動作で、使われるのは上腕二頭筋、腹直筋、大腿二頭筋といった屈筋と呼ばれる筋肉です。

　それに対して伸展は、腕を伸ばす、身体を反らす、膝を伸ばすといった動作で、上腕三頭筋、脊柱起立筋、大腿四頭筋といった伸筋と呼ばれる筋肉を使っています。屈筋と伸筋は互いに拮抗し、どちらかが伸びればどちらかが縮むというように、互いに影響しあっています。

　筋肉を使う、筋肉に力を入れるとは、力を入れる側の筋肉を収縮方向に作用させることを指します。収縮は縮めることなので、屈曲させると同義

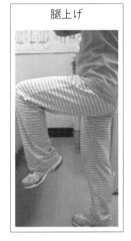

腿上げ

写真1　大腿部の屈曲

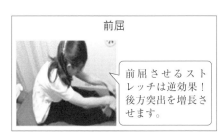

前屈

前屈させるストレッチは逆効果！後方突出を増長させます。

写真2　胴体の屈曲

です。つまり、筋肉に強い力を働かせたり力を込める場合、屈筋がメイン
なのです。

　簡単に言うと、伸筋よりも屈筋の方が相対的には強いのです。

　布団を持ち上げる、寝た状態から身体を起こす、身体を屈めて物を取る
という日常の動作は筋力を必要とするので、普段から無意識に筋力トレー
ニングをしていることになります（屈めてから身体を起こす動作、立ち上
がる動作は伸筋ですが、無意識に強い側の屈筋＝大腿四頭筋を使ってし
まっています）。

　つまり、屈筋は伸筋より強い上に、日常生活でもメインに使われてい
るのです。

　しかし関節に痛みがあるとき、関節には圧迫、詰まりが生じています。
これは過剰な屈曲で、その圧迫を緩和するには、普段からしっかりと伸筋
を使う必要があるわけです。

　また、リウマチ性関節炎、寝たきりなどによる関節拘縮（詰まって縮
まること）の場合は、屈筋と伸筋の特性から、指や四肢が強い屈筋側へと
変形したり、前屈みの姿勢不良を起こしています。

　関節の拘縮を防ぎ、姿勢不良を増長させないためにも、日常的に伸筋を
意識するべきですし、運動の後には、伸筋をメインにしたクールダウンを

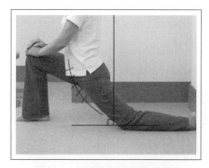

写真3　股関節、骨盤の伸展

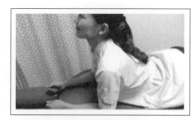

写真4　腹部の伸展

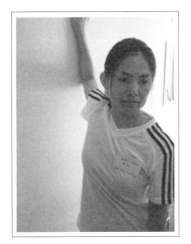
写真5　胸部、上腕部伸展

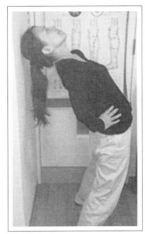
写真6　胴体の伸展

行うべきだというのが筆者の考えです。

　繰り返しますが、屈曲系の運動に対して伸筋系のストレッチ等を行う割合が少ないと、段々と筋力は低下してしまい、関節の圧迫、姿勢不良をさらに悪化させてしまうということに留意して下さい。

第 **25** 話
屈筋と伸筋　その２

　屈筋と伸筋の拮抗作用という特性、そして痛みや姿勢不良の原因が、屈筋群が伸筋群より強いことと日常の動作や運動で屈筋を使う割合が高いため、伸筋系の動作や運動を意識的に行うべきという説明をしました。

　ここでは、伸筋の具体的な動きや胴体の連動性を加えた動きの重要性を解説します。

　高いものを取るという、日常動作でもある腕を上げる動作を考察します。腕を上げるにはさまざまな筋肉を使いますが、可動域に直接関わるのは胴体の柔軟性です。

　胴体は、首と四肢を除いた、骨盤から背骨、肋骨とそれらを覆う筋肉です。腕の動きには肋骨を覆う筋肉（大胸筋、肋間筋等）が深く関係してきます。

　腕を左右それぞれまっすぐ上げて（屈曲）、上げにくい側を確認します（写真1、2）。

　上げにくい側の胴体前部、つまり大胸筋を伸展させてストレッチします（写真3）。

　（写真では右腕が上げにくい場合とその対処法）

　さらに肋骨側面を伸ばします。手の平を後頭部に当て、思い切って伸ばします（写真4）。この2つの動作は、胴体を伸展させ側面を伸張させました。

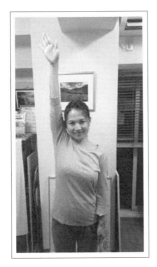

写真1　右上肢屈曲

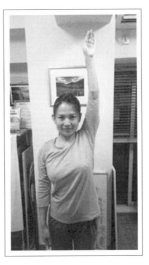

写真2　左上肢屈曲

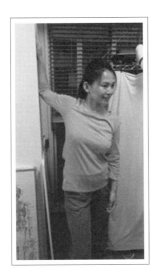

写真3　右胸部伸展ストレッチ

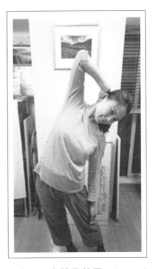

写真4　右肋骨伸展ストレッチ

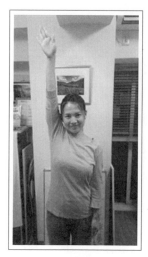

写真5　右上肢屈曲が上げ
　　　　やすくなる

　もう一度腕を上げて（屈曲）比べると、上げやすくなります。

　腕を上げる、つまり屈曲の可動域を向上させるには、逆の伸展動作をしっかり行い、さらに胴体と連動させるとなお良いです。

　腕を上げるための可動域を増やそうと、胴体との関わりを考慮せずに腕をそのまま繰り返し上げていると、もともと強い屈筋ばかりを収縮させてしまい、関節に負担をかけ、結果として可動域が狭まったり、痛みを増長させたり、姿勢不良を加速させます。

　第1話でも紹介した、関節の石灰化を誘発してしまうのです。

第 26 話
屈筋と伸筋　その3

　ここまでは、痛みや姿勢不良の原因が、伸筋群より強い屈筋群を多く使うことによる拮抗作用のバランスの崩れが、歪みを増長して関節や筋肉を圧迫すること、そして伸筋系の動作や運動を意識的に行う必要性と、上肢の伸筋の動きや胴体との連動性を加えた動きの重要性を具体的に解説しました。

　ここでは、下肢の伸展動作の重要性について解説します。

　腿を左右それぞれ屈曲（腿を上げること）し、上げにくい側を確認します（写真1、2）。

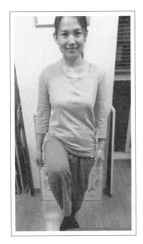

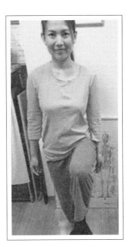

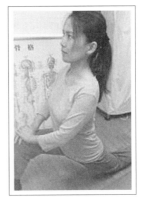

写真1　右大腿部屈曲　　写真2　左大腿部屈曲　　写真3　左骨盤・胴体伸展ストレッチ

　腿を上げにくい側の胴体前部、つまり大腰筋を伸展させてストレッチします（写真3）。

　（写真では左腿が上げにくい場合とその対処法）

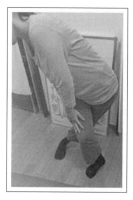 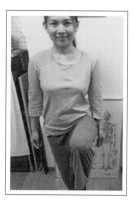

写真4　左胴体側屈スト　　　写真5　左大腿部が屈曲
　　　　レッチ　　　　　　　　　　　しやすくなる

　さらに腿の筋肉と連動する胴体の骨盤側面を伸ばします。伸ばす側の脚を後ろに引いてクロスして立ち、骨盤を横にスライドさせ、胴体を逆側に伸ばします（写真4）。

　もう一度腿を上げて（屈曲）比べると、上げやすくなります（写真5）。

　このように、屈曲動作の可動性を向上させるには、まず弱い側の伸筋をしっかり伸ばすことが必要で、骨盤や胴体を連動させた動き作りが基本になります。

　前述の「腕の屈曲」、そしてここでの「腿の屈曲」のいずれも日常生活で多用する動きですが、屈筋動作ばかりを繰り返し行うと関節に負担がかかり、筋肉が収縮して硬くなり、痛みと姿勢不良を招いてしまいます。

　高齢者の機能訓練や転倒予防運動、リハビリの現場などでは、屈曲可動域を維持することを目的にしています。その趣旨自体は良いと思います

が、屈曲動作を繰り返し行ったり、座位によって胴体を固めて行う動作が多くなる傾向にあります。

　そこで前述のように、日常生活ではあまり使わない伸筋動作を意識的に行い、伸筋動作と胴体の動きを連動させることにより、関節に負担をかけずに屈曲可動域を維持・向上させることができます。そして関節の動きが滑らかになり、痛みが緩和されて姿勢も改善すれば、介護職員やご家族の負担が減り、介護職員不足の問題にも高齢者の機能向上や姿勢改善にも寄与できると思います。

　伸筋の稼働率を上げること、胴体のしなやかさを養うこと自体が機能訓練であると言っても過言ではありません。

第 **4** 章

開脚は×！？ 知って得する身体の歪み

　第3章で、世の中の運動に対する誤解が理解できた
と思います。また、運動の仕方、すすめ方も間違えてと
らえられていることが多々あります。その上で第4章で
は、正しい運動の進め方、症状に対するセルフ＆ペア対
処法をお伝えします。

第 27 話
膝関節を広げる

　気温が低くなると節々が硬くなり筋肉も萎縮しやすくなるので、特に冬は荷重がかかる膝の違和感を訴える方が少なくありません。

　関節の炎症は一般的には加齢、筋力不足や運動不足等とまことしやかに言われていますが、実は骨、軟骨生成に関わる腎臓（冬は水分不足になりやすいため）、膝裏リンパ節の炎症は脾臓、関節を支える筋肉の硬縮なら肝臓と、根本原因は内科的な問題となってきます。

　骨の形成に関わるビタミンD生成は腎臓が促しますが、水分不足やストレスにより腎臓本来のろ過機能やホルモン分泌機能などが弱まります。また、日光を浴びることでビタミンD生成は促されますが、太陽光を浴びる機会が少なかったり、タンパク質摂取など栄養が不足して新陳代謝機能が低下しても骨や軟骨は形成しにくくなります。糖質過多の食事摂取は腎臓機能を低下させ、軟骨や靭帯の糖化を招き変形性関節症の要因となります。

　リンパ節の炎症は糖質過多や継続的ストレスによりステロイドホルモンが分泌し続けることで引き起こされます。ストレスは肝臓の炎症も引き起こします。ストレスや継続的なアルコール摂取、多量の服薬習慣などで肝臓機能が低下すると、乳酸などの疲労物質が分解されにくくなり、筋肉の弾力性が失われひきつれやこむらがえり、そして硬化させて関節にも圧迫が加わっていきます。

　このようにストレス耐性が弱まったり、低タンパクや糖質過剰摂取などの栄養の偏り、太陽光不足、水分不足、アルコール摂取習慣など生活習慣が乱れることでの内臓機能や内分泌機能、免疫力低下が関節の問題なので

す。

　これらの習慣の改善を主体的に行うと徐々に関節は回復していきますが、この取り組みを行いつつ、受動的に膝関節を調整すると違和感が解消され回復もさらに早まります。

　ペアワークによる膝関節操作法を紹介します。

　仰向けになって、股関節と膝を曲げます。パートナーは自身の膝で相手の腿裏中央（写真1）⇒ その上の箇所（写真2）⇒ 膝裏へ（写真3）と押圧を加えながら両手で足首を軽く牽引します。最後に腕を膝の間に入れ、膝関節を曲げてストレッチします。

　このペアワークを行うことで、膝関節に最も影響を与える大腿四頭筋（腿前面）が伸び、大腿二頭筋（腿裏）は押圧によりほぐされ、膝関節は広がります。膝関節の変形とは関節が圧迫され伸びきらない状態になります。腿裏側の大腿二頭筋が硬縮されてしまうのでこの部位の押圧は有効です。

　操作後は膝関節の圧迫が取れ、違和感が緩和されます。余裕があれば、2～3往復行ってみて下さい。

　ご自宅でできる整体調整法を紹介しました。

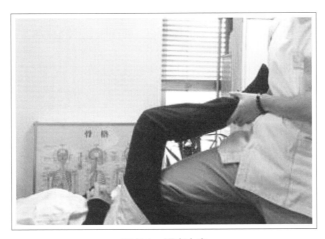

写真1　腿裏中央

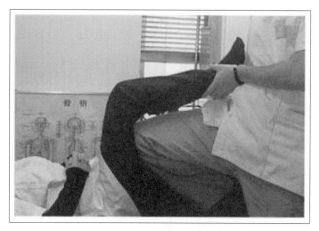

写真2　その上の箇所

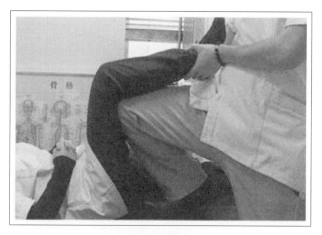

写真3　膝裏へ

第 28 話
微酸道法　上肢編

　冒頭第1章1話で、関節部位が変性＝石灰化するメカニズムについて解説しました。

　ここからは、変性した部位に酸道（酸素の通り道）を確保して細胞の代謝を促す対処法を紹介していきます。痛みが緩和し、可動域が広がり、肘や指の痛み、痺れ、こわばり等にも有効です。

　ここでは、肩関節への対処法をお伝えします。

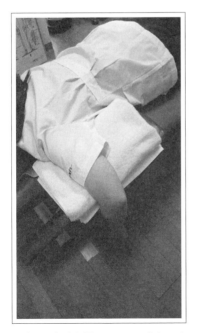

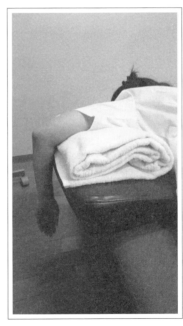

写真1　左腕を肩のラインに合わせる　　　写真2　タオル等を入れる

　肩の石灰化は、関節の炎症が糖化を招き、そこに長期間圧迫が加わり徐々に関節が変性することで起こります。ですから、その圧迫を取り除いて酸道を作ることで、血液やリンパの循環が回復して炎症も収まっていきます。

　ベッドにうつぶせに寝て、トラブルのある側の腕を肩の高さ近くまで持っていきます（写真1）。

　肘が90度に曲がるように、脱力した前腕をベッドから垂らします（写真2、写真では左腕）。上腕の下にタオルなどを敷いて肩より若干高くすることで、胸部が広がり肩関節の圧迫が緩むわけです。

　その体勢のまま、脱力した前腕を前後にユラユラと揺らします（写真3）。前後幅1cmくらいまでの微細な揺れで充分です。

　それ以上大きく揺らすと力が入ってしまい、関節への圧が強くなりすぎ

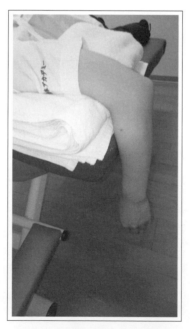

写真3　前後に微細に揺らす

るからです。筋力トレーニングやストレッチも、石灰化した部位には圧が強過ぎて逆効果になってしまいます。

　1回5分以上は続けたいところです。1回でも可動域は広がり楽になりますが、変性している場合には、一日に何回でも、回復するまで毎日行います。左右どちらかの胸部が内側に捩れることが多いですが、捩れている側を下にしていつも寝ていると酸道が塞がり石灰化が起こり痛みや可動域制限が起こります。五十肩などはその典型でそのような症状におすすめの対処法です。

第 **29** 話
微酸道法　下肢編

　関節が石灰化するメカニズム、そして肩関節が石灰化した場合のセルフ対処法である微酸道法を紹介してきました。

　ここでは下肢への対処法を紹介します。

　下半身で石灰化が多いのは股関節です。次話で紹介しますが、股関節の問題は、以下のとおりです。

　①　まず恥骨周辺のリンパ節が炎症を起こすこと

　②　その炎症と恥骨の歪みによって股関節部の循環不全が起こること

　③　股関節部の長期圧迫や、それを増長させる誤ったエクササイズ等が原因で、軟骨が変性して石灰化が起こることです。

　　理想は、

　・リンパの炎症を早く治めるために、スイーツや果物を控えることで石灰化を防ぐ。

　・石灰化が始まると、どんな動作も関節への負担となってしまうため、いったんエクササイズ（筋トレやストレッチ、ジョギングなど）を止めることですが、今回も紹介する微酸道法はそのような状況でも有効です。

　ここで改めて、筆者が命名した微酸道法について説明します。

　関節部が石灰化する条件は、リンパと血管の長期間の炎症（酸欠による細胞の代謝不全も引き起こす）、関節軟骨部の変性つまり糖化、継続的な関節への圧迫、石灰化する材料としてのリン等で、これらの条件がそろってしまった場合に石灰化が起こると述べてきました。

　ですから、それ以上の圧迫を取り除き、リンパと血液（酸素と栄養）の循環を回復するための通り道（リンパ管と血管の圧迫の緩和を指す）を酸道と命名しました。微細な振動によって循環を回復させ酸道を確保し代謝を促すイメージから微酸道法と名づけました。

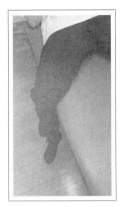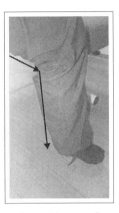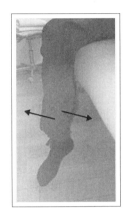

写真1　ベッドから膝　写真2　膝は90度に　写真3　左右に微振動
　　　を下ろす　　　　　　　曲げる　　　　　　　させる

・ベッドが必要になります。膝から下をベッドから下ろし、リラックスさせます（写真1）。この時足を床につけないことがポイントです。
・膝から下の脛骨（けいこつ）は床から垂直に降ろします（写真2）。
・左右に数ミリずつ揺らします。ごくわずかな振動で充分です。揺れ幅が大きいと、股関節の圧迫が増して酸道が確保できなくなるからです（写真3）。
　この左右の動きに前後の微細な揺れを加えると、膝関節の石灰化に対処する微酸道法となります。
　セルフの対処法と述べましたが、パートナーの方に微細にユラユラと上肢や下肢を振動させてもらうと、よりリラックスできて関節部位も脱力できるので、さらに効果的であることを付け加えておきます。

　女性に多い股関節の痛みは筋力不足や硬さが原因だと指摘されることが多いようです。そのため、スクワットなどの負荷をかけたエクササイズや開脚ばかり強調するストレッチを行い続けてしまい、歪みと石灰化を増長させてしまいます。長期圧迫が石灰化の要因の一つなので、問題部位の負荷をかけることでますます関節は圧迫されますし、恥骨や股関節の歪みを考慮せず広げるだけのストレッチは根治を遠ざけてしまうのです。そのような運動を行って改善させることは難しいので、まずは食生活を改善させながら、上記対処法を行ってみてください。

第 30 話
恥骨ケア

　足のつけ根、股関節付近に違和感を感じたことはありませんか？

　歩行時にひっかかり感、詰まり感、痛みを感じたことがある方は意外に多く、股関節の硬さが影響しているように感じて、体操やストレッチを試みるものの、なかなか違和感がひかない場合が多いようです。それは、硬さや股関節ではなく、骨盤の一部で生殖器を守る、「恥骨」が原因だからです。

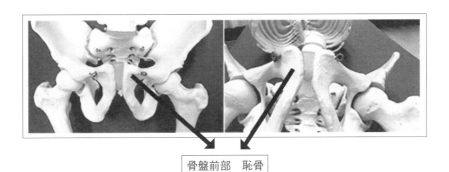

骨盤前部　恥骨

写真 1　左恥骨　　　　　　　　　写真 2　右恥骨

　股関節前部のすぐ近くに存在すること、股関節付近のリンパ節の炎症とそれに伴う恥骨の歪みによって、問題が股関節にあると錯覚してしまうことが非常に多く見受けられます。

　その状態が長く続くことによって、股関節が圧迫されて炎症が広がり、股関節疾患、人工股関節手術に発展すると筆者は考えています。スポーツ

選手が股関節痛を発症する場合、そのほとんどが、恥骨とリンパ節の問題を抱えていると思います。

　ではなぜ、恥骨が歪むほどにリンパの炎症、滞りが起こるのでしょうか。本来リンパ節は体内の異物、ウイルス等に対して攻撃を行う免疫器官として機能しています。ただし免疫力が弱まると、リンパ力を上げようと耐熱を上げ節々に炎症が起こします。免疫力が弱まるのは身体的疲労や継続的ストレス、そして何より甘い物、果糖等の継続摂取です。

　その証拠に、脚の付け根に違和感が出た場合、糖、炭水化物をしばらく断つとその違和感は消えるはずです。まずは糖を断つことから実践してみて下さい。

　さらに恥骨をパートナーで矯正すると、より早く違和感がなくなります。仰向けに寝た状態で、内股、恥骨が隆起している付近を恥骨に向かって、掌で真下に2〜3分しっかりと押します。少し痛みを感じるくらい強めに押します。しばらくすると拍動を感じ、恥骨が動く感じが出てきます。

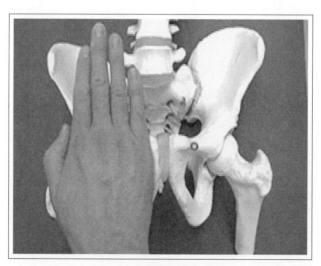

写真3　恥骨を掌で圧迫

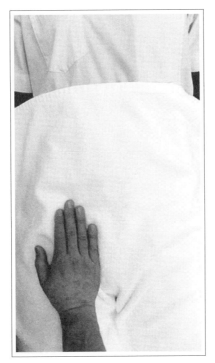

写真4　写真では右恥骨

　そこで手を離すと、滞っていた血液やリンパが一気に解放され、熱を感じるでしょう。違和感、歩行時の引っかかり感からも解放されます。

第 **31** 話
たまには逆側も広げよう

　一般的な股関節のストレッチというと、足の裏側を合わせ胡坐をかくような姿勢で股を広げたり、座位の姿勢から両脚を左右に広げて開脚を行う動作が思い浮かぶと思います。

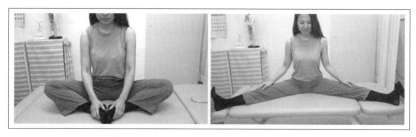

写真1　股関節　股割り　　　　写真2　開脚ストレッチ

　とにかく、股関節というと拡げること、股割を柔らかくすることが重要だと浸透しているようです。もちろん間違いではありませんが、そもそも股関節の形状は球状で、骨盤に対して前後左右に大きく稼動する特性があり、他の関節よりもよく動きます。

　股関節に違和感を感じた場合、前述の「恥骨ケア」でも紹介した通り恥骨の歪み、その周辺のリンパの滞り、それによる靭帯の肥厚や変性が原因と言えるのですが、多くの方は股関節が硬いことが原因と考え、広げよう、開脚しようとしてしまっています。実はこの動きだけでは恥骨の歪みを増長させてしまうのです。そして、たいてい、違和感がある側の股関節はすでに開いてしまっていることが非常に多いのです。

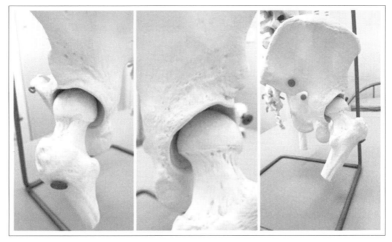

写真3　　　　　　写真4　　　　　　写真5

写真3〜5　股関節は球状で骨盤に付着

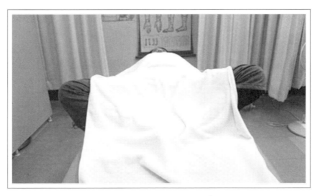

写真6　この場合、右膝が床に近いので広げるストレッチはだめ！

　仰向けの状態から両膝を曲げ、左右に膝を開きます。膝が床に近い側が開いてしまっている状態といえます。

　写真6の場合右膝が床に近いので広げるストレッチは歪みを増長させてしまいます。

　このチェックをして違和感がある側が開いてしまっている場合、スト

レッチやクラシックバレエ、ヨガに見られるような開脚動作はすぐに控えるべきです。開くのではなく内旋といって内側に伸ばす動作を行わなければなりません。この股関節の左右差は、腰痛、坐骨神経痛等を増長させる要因のひとつになりますし、間違えて余計に伸ばし続けると、股関節を損傷させ恥骨を歪ませることにもなります。

　仰向けの状態から開いていた側の膝を曲げ、膝から下は90度に曲げ外側に広げます。膝から上の大腿部は骨盤からまっすぐ伸ばした位置をキープします。

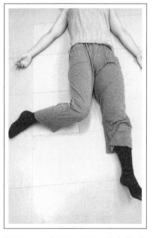 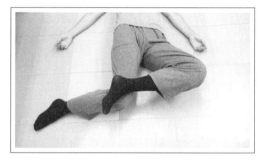

写真7　右脚は開かず内旋させる

写真8　逆の足で膝を押してさらにストレッチを加えてもよいでしょう

※7～8割で男性は左股関節が外転（外に開きやすい）気味、女性は右股関節が外転ぎみです。

第 **32** 話
筋肉は記憶する　その1

　ご自身の姿勢を気にする方は中高年の方に多いのですが、最近は若い方にも増えてきています。姿勢不良の要因は、糖質過多・水分不足・太陽光不足・栄養不足等さまざまで、運動不足による筋力低下もその一つかもしれません。

　長時間同じ姿勢を続けると、呼吸が浅くなり、肋骨が硬くなり、前屈みの姿勢になりやすくなります。座位だけはなく、長時間の前屈みの姿勢も姿勢不良を招きます。

　ここでポイントになるのは、ある部分の筋肉を収縮させたまま、または伸長させたままの"収縮↔弛緩バランス"を崩した状態をリセットできているかどうかです。

　一日中理想的な姿勢を維持することは難しく、気をつけていても、同じ作業を続けているとすぐに姿勢は崩れてしまいます。

　筋肉の収縮↔弛緩バランスが崩れた状態が続くと、筋肉を覆う筋膜も筋肉同様血液の循環不全・酸欠になって弾力性が失われ、ある一定の不均衡の状態のまま筋肉や筋膜が固着してしまいます。

　骨格を矯正してもすぐに歪んでしまうのは、その骨格を覆う筋肉や筋膜の固着・硬縮が根本的に開放、つまりリセットされていないからとも言えます（もう一つの理由は地球の自転の影響）。さらにその状態が長期にわたると、筋肉を少しストレッチしたくらいでは元の姿勢に戻らなくなります。

　つまり、アンバランスで硬縮した筋肉は、そのままの状態を記憶し維持しようとしてしまうのです。

　元のバランスの良い状態に回復させるには、1日最低1回、できれば複数回（何度でも）、短時間で、座ったままでも構わないので、筋肉の歪みをリセットする作業が必要です。

　例えばお腹は、うまく減量できたとしても、お腹だけ出てしまった、腕や脚は細いのにお腹が目立つ、または減量したらお腹にシワが増えてしまったなどの現象が起こりやすい部位です。

　それは、日常生活ではお腹に対して無意識でいる時間が長く、リセットする時間を設けていないからです。そこで、お腹をリセットするエクササイズをご紹介します。椅子に座って両手を前で組み、腕を前に伸ばします。

　その時、背中を丸め、息を吐きながら顎を引いて、ゆっくりお尻をへこませるように腹筋を縮めます。5秒程したら息を吸いながら背筋を伸ばし

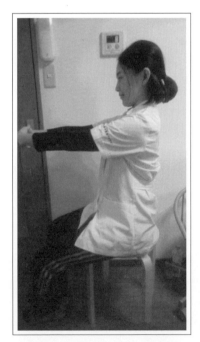 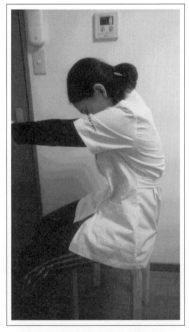

写真1　背筋を伸ばして座る　　　写真2　お腹を凹ませて腰を丸める

ます。この動作を5回行います。まずはお腹を凹ませる時の感覚をつかみます。

　この感覚を覚えたら、電車で立っているとき、お風呂に浸かっているとき、布団で仰向けになっているときなど、徐々にお腹をへこませる時間を増やしていきます。ポッコリと出た状態で記憶されていたお腹の筋肉が、へこんだ状態でも記憶されていきます。それを続けた上で減量（主に炭水化物・糖質制限）すれば、減量してもお腹だけが出ているということにはなりません。

　これはドローイングというエクササイズで、これだけでも十分な腹筋運動ですが、お腹を縮ませるだけでは腰痛の大きな原因になることもあります。リセット後は、腹這いになって上半身を起こし、必ず腹筋のストレッチも行いましょう。お腹が気になる方、ダイエットや腹筋運動をしてもお腹が凹まない方におすすめです。

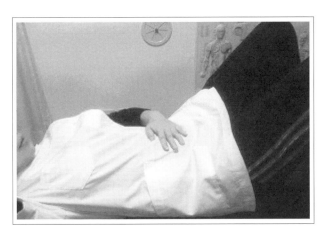

　　　写真3　仰向けで息を吐きながら、腰を床に押し付けるよ
　　　　　　　うに、お腹をへこませる

第 **33** 話
筋肉は記憶する　その２

　同じ姿勢が続く中で１日に１回は筋肉の状態をリセットしないと、筋肉や筋膜は酸欠や糖化を起こし、組織の変性・癒着が起こることを説明しました。さらにその状況が継続すると、形状記憶の性質により、ストレッチなどの運動を行っても筋肉がすぐに元の歪みに戻ってしまうことも述べてきました。

　ここでは背中と肋骨を覆う筋肉のリセットについて解説します。前述の腹筋に加えて、胴体の姿勢不良を決定づけるのは肋骨周辺の大 胸 筋（胸の筋肉）、僧帽筋（肩の筋肉）、広背筋や 菱 形筋（背中の筋肉）そして背骨を支える脊 柱 起立筋です。

　胴体前部の大胸筋は収縮して固着し、後部の僧帽筋、広背筋、菱形筋、脊柱起立筋等は逆に伸長して固着し、その形状を記憶して維持し、肩こ

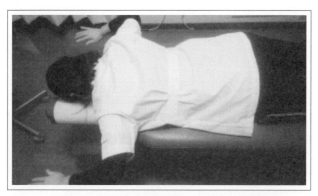

写真１　うつぶせで肩、肘を 90 度に曲げる

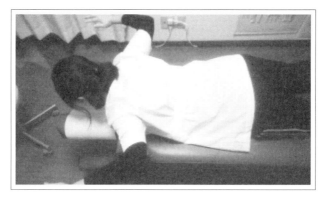

写真2　両腕を持ち上げ背中を寄せる

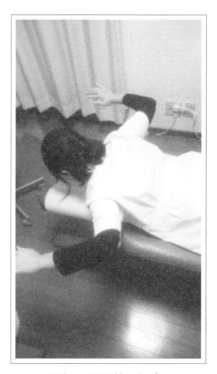

写真3　頭も持ち上げる

り、五十肩、腕のしびれ、肋間神経痛、呼吸が浅い、頭痛等の症状の引き
金になります。

　一般的に言われる姿勢不良は、前述の筋肉の硬化と変性を指しています。
これらの筋肉をリセットするエクササイズを紹介します。

　うつ伏せに寝て両腕を開き、肘を90度に曲げます。ゆっくりと両腕を
上げて肩甲骨を寄せるように背中を縮めていきます。

　この時、頭も少し持ち上げて伸長してしまった背中を縮め、胸部を開き
ます。持ち上げるときに息を吸って、下ろすときに吐きます。ゆっくりと
した動きで5回〜10回行います。1日に1回はこのような筋肉のリセッ
トタイムを設け、姿勢不良を招く筋肉の形状記憶を防ぎましょう。

第 **34** 話
筋肉は記憶する　その3

　腹部および肩甲骨から肋骨周辺の筋肉の形状記憶を防ぐエクササイズを紹介してきました。これらの筋肉群の形状記憶の要因の一つが、座位（椅子に座った体勢）による継続した姿勢不良です。ここでは、前屈みの姿勢を形状記憶している筋肉を、座位のままリセットするエクササイズをご紹介します。

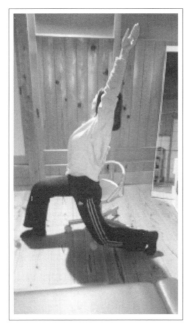 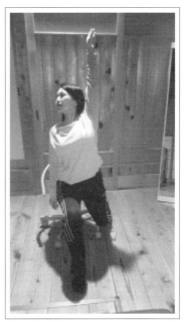

写真1　正面から右へ座り直し左　　　写真2　さらに右にも倒す
　　　　半身を開く

　前述の腹部や肋骨の筋肉とともに、股関節・骨盤・背骨の胴体を連動さ
せる腸腰筋をリセットします。

① 　椅子に腰掛け、正面の向きから右に向いて座り直します。左脚を骨
　　盤よりも後ろに引きます。左腕を可能な限り上げて、息を吐きながら
　　胴体を後ろに反らします。左手を外側に向けて小指側に意識を集中す
　　ると側面を伸ばしやすくなります。

　　　余裕があれば、そこから胴体を右に少し倒します。肋骨を大きく広
　　げて胴体側面をしっかり伸ばします。側面の肋骨の硬縮も姿勢不良に
　　直結してしまうためとても重要なストレッチです。

② 　左脚を引いた体勢で、左手で左の足首を持ちます。左腿前部をスト
　　レッチしながら上半身を起こします。

①②のエクササイズをそれぞれ30秒から1分程行います。

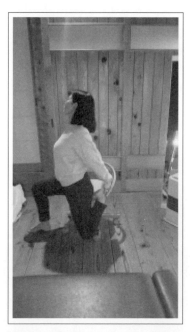

写真3　左足をつかんでさらに伸ばす

　座位での作業が続く場合、30分に1回はこのエクササイズを行い、固着 → 形状記憶する前に筋肉のリセットを行いたいものです。

　同様に右側も伸ばします。

　胴体深部にある腸腰筋が収縮し続けると腰が伸びなくなり、股関節や膝関節の「詰まり」が起こります。つまり、腰痛・股関節痛・膝痛を引き起こすリスクが高まるのです。また前屈姿勢は肩や首の可動域にも影響を及ぼします。

　腸腰筋は歩行・呼吸・四肢や胴体の可動域等、日常生活全般に影響を及ぼすとても重要な筋肉なので、胴体が固まらないようにエクササイズを続けましょう。

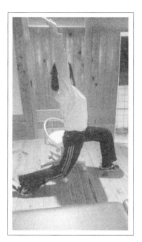 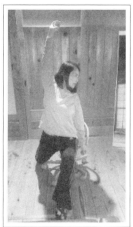 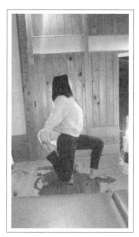

写真4　右半身を開く　　　写真5　さらに左にも倒す　　　写真6　右足をつかんで
　　　　　　　　　　　　　　　　　　　　　　　　　　　　　　　　　さらに伸ばす

第 **35** 話
肋間、脊椎、胴体をしなやかに

　サッカーやバスケット等の国際試合等を見ていていつも痛感するのは、整体、身体的側面で見ていくと、日本の選手と比較して他国のトップクラスの選手達には、身体的強さ、すなわち「しなやかさ」が備わっています。近年、体幹トレーニングがブームですが、この傾向には少し疑問を感じています。体幹部をガチっと鍛えるのは固めているだけで、しなやかさはむしろ失われてしまうのでは？　と思うからです。

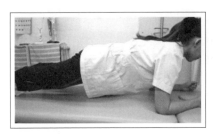 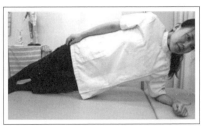

写真1　腹筋エクササイズ　　　　　写真2　腹斜筋エクササイズ

※　写真1、2のような体幹トレーニングメソッドは、やりっぱなしだと胴体の動きを硬め、しなやかさを失わせる？

　胴体のしなやかさが失われると、肋骨や脊椎、特に腰周りの柔軟性に影響し痛みを引き起こしますし、胴体からの連動した動きが失われるので、四肢などさまざまな部位が故障しやすくなります。体幹の強化とは、しなやかにどう活かすのかにもっと留意すべきです。脇の肋間から骨盤までの胴体側面が硬いと、側屈はもちろん、胴体を回旋する動きも硬くなりま

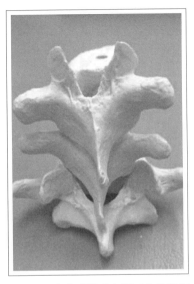

写真2　本来脊椎は上下である程度
　　　ニュートラルな配列

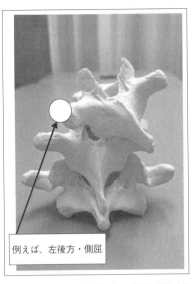

例えば、左後方・側屈

写真3　硬い問題箇所は背側（後方）
　　　に回旋している（図では左後
　　　方）、また左へ側屈もともなう

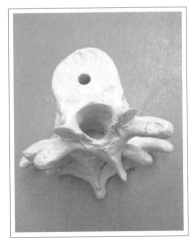

写真5　上から見ると問題椎骨
　　　（一番上）が左後方へ回
　　　旋しているのがわかる

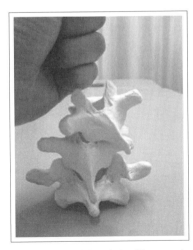

写真6　胴体側面が硬い側はこのよ
　　　うな状況を引き起こす

す。脊椎の動きで見ていくと、硬い動きとは脊椎間で狭くなり、どちらか
に脊椎が後方に回旋し、回旋している側にその脊椎は側屈して固まってし
まいます。

※ 上から背骨をつぶすように圧迫が加わると写真5、6のようになる

　誰にでも歪みがあり左右差があるので、胴体の動きが硬い、広がらない
側がこのようなになってしまいます。胴体の側面を広げれば、回旋の動き
も連動してしなやかになります。

　胴体の片側を逆側に捻ります。そしてその柔軟度を憶えておきます（写
真7では左の回旋が硬い）。硬い側の胴体（写真8では左側）を下にして横
座りをします。上の脚を前に下ろし、下の脚の膝はしっかりと伸ばし、胴
体はまっすぐ引き起こします。肋間筋や腰の脇の腰方形筋が強力に伸びて
きます。

　1分後にもう一度回旋を行うと、スムーズに捻ることができます（写真9）。写真8の動作を座位で行うこともできます。右腕を左膝の外側にクロスして左腕を上に上げます。腕を、左耳近づけるイメージで手のひらを外側に向けます。手の小指を意識すると脇までしっかり伸びてきます。そこから息を吐きながら腰から右に胴体を側屈します。同様に逆側も行います。

　このような胴体のストレッチをより硬い側に重点的に行う方が、歪みが矯正され実用的と言えます。ヨガやバレエ、スポーツクラブでのト

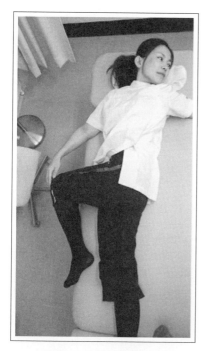

写真7　左から右へ捻る

レーニング、自己流のストレッチや筋トレ等を継続している方にも痛みを訴える方が多いということは、それだけアンバランスを理解して行えていないからです。

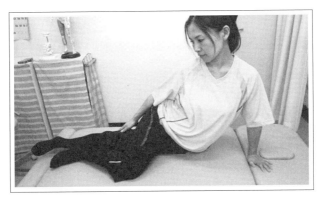

写真8　　左胴体・肋骨を広げる

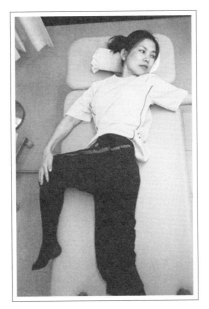

写真9　写真7の時より捻りやすくなる

第 **36** 話
動的ストレッチを試す　その1

　筋肉を緩めたり、関節の可動域を広げる時に行うストレッチにはゆっくり静かに伸ばす静的ストレッチ（スタティックストレッチ）やある動作を繰り返し行いながら、つまり動きながら行う動的ストレッチ（バリスティックストレッチ）、筋肉に抵抗を静かにかけながら徐々に筋肉を伸ばしていくようなストレッチ（PNF）等、ストレッチにも数種類あります。

　使い分けとしては、純粋に筋肉の柔軟性を養いたい場合や、運動後のクールダウン等では静的ストレッチを行うのがよいでしょうし、ヨガもそこに分類されるといえるでしょう。

　また、一日の始まり、出勤前、運動前にはさまざまな動作を取り込んだ動的ストレッチが適しています。現在スポーツ界でもウォーミングアップでは静的ストレッチは筋肉を冷やし、かえって怪我を誘発しやすいことがわかってきたため行わず、常に軽くジョギングしながら、またはあらゆる関節を動かしながら合間合間に伸ばす動的ストレッチが使用されるようになってきています。

　シリーズで動的ストレッチを紹介していきますので、読者の皆さんも出勤前や運動前に試してみて下さい。身体がほぐれ、活力が沸いてくる感覚を得られるかもしれません。

　下肢前後振り子運動

　左膝を前方に上げてそこから下肢全体を後ろに伸ばします。

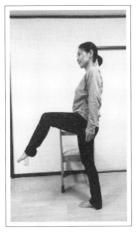 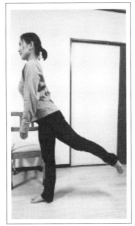 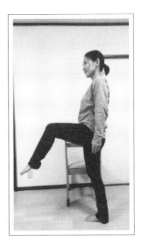

写真1　左膝を上げる　　写真2　左脚を後ろに伸ばす　写真3　もう一度膝を上げる

　伸ばしたらまた膝を前方に引き上げ、これを1セットとします。同様に右下肢も行います。左右3〜5セットずつ行います。

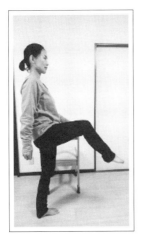 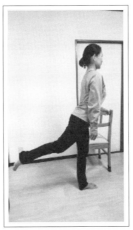 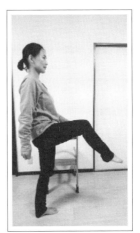

写真4　右膝を引き上げる　写真5　同様に右脚を後ろ　写真6　右膝を再び上げる
　　　　　　　　　　　　　　　　　に伸ばす

下肢屈曲運動

　何歩か小走りにすすんで、その反動で左の膝は少し伸ばしたまま、左下肢全体を前方に上げます。これを１セットとします。この時、左足つま先と右手を近づけます。

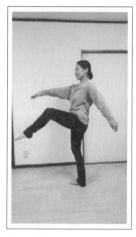 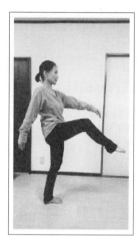

写真７　左足と右手を近づける　　写真８　右足と左手を近づける

　同様に右下肢も行います。左右３〜５セットずつ行います。

　小走りするスペースが無ければ、その場でリズミカルに足踏みしてから行っても構いません。

第 **37** 話

動的ストレッチを試す　その２

　運動前や出勤前など身体を動かし始める際に、ウォーミングアップとして行うストレッチには、関節や筋肉を稼動させながら行う動的ストレッチが適していること、そしてその具体的方法を説明しました。

　引き続き動的ストレッチを紹介します。

　　股関節屈伸 & 外旋運動

　左膝をまっすぐお腹の高さまで引き上げます。

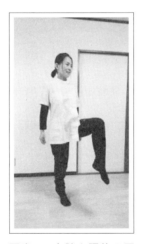 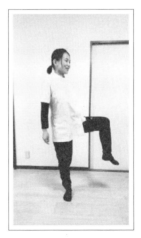

写真１　左膝を胴体の正　　写真２　身体を左に向けなが
　　　　面に引き上げる　　　　　　ら左膝を外に回す

　膝を引き上げたまま、ま横に開きます。この時、脚だけでなく胴体も左側へ半身になります。半身になった後、脚を下ろします。

右側も同様に行います。3〜5回ずつ行います。

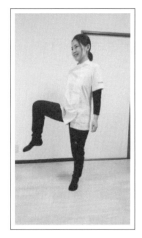
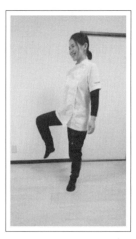

写真3　右膝を正面に引き上げる　　写真4　膝を外に回す

股関節屈伸 & 内旋運動

左側に半身になって、左膝を外側から引き上げます。

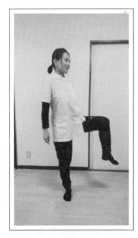
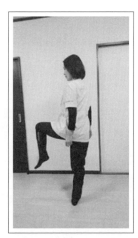
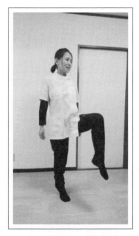

写真5　左側を向いて、　写真6　5を後ろから見た　写真7　左膝を正面に回す
　　　左膝を外から引　　　　　ところ
　　　き上げる

お腹の高さで維持した膝と胴体を正面に向け、脚を下ろします。

右側も同様に行います。3～5回ずつ行います。

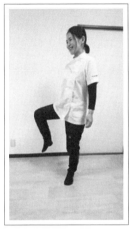 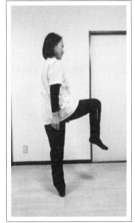 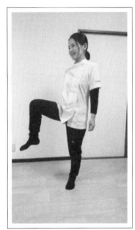

写真8　右膝を外から回す　写真9　8を後ろから見　写真10　右膝を正面に回す
たところ

　股関節は骨盤に付着しており、関節骨頭部は球状なので、前後左右あらゆる方向に稼動します。この動的ストレッチを行うと、股関節の可動域が広がるだけでなく、腰の動きや歩行・ランニング等での重心移動が楽になります。

第 38 話
動的ストレッチを試す　その3

　動きを伴う動的ストレッチは、運動や出勤の前に行うと特に効果的であることを説明してきました。じっくりと時間をかけて同じ姿勢のまま伸ばす静的ストレッチは、その目的が純粋に柔軟性を養うことである場合や、運動後のクールダウン（筋肉の温度を下げる）には適していますが、運動の前に行うと怪我のリスクが高くなることがあります。

　運動や仕事では交感神経が優位な状態になるため、筋肉の温度を上げ、関節可動域を広げ、心拍を上げる動的ストレッチが適しています。どちらのストレッチが優れているかではなく、それぞれのストレッチの適性を理解し、状況に応じて効果的に使い分けていただきたいという趣旨で述べて

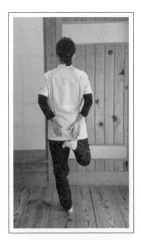 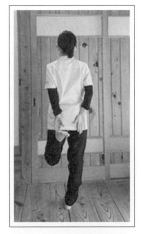

写真1　右踵を臀部につける　写真2　左踵を臀部につける

います。

　ここでも動的ストレッチを紹介します。

　○両手を臀部に回し、膝を上げずに膝から下をリズミカルに曲げながら前進します。この時、踵が、後ろに回した手に付くように膝をしっかり折り曲げます。

　このストレッチは、腿の裏側の筋肉（大腿二頭筋）に刺激を与え、腿の前面の筋肉（大腿四頭筋）を伸ばす効果があるので、脚を速く動かす際に効果を発揮します。10〜20回続けます。日常的にあまり使われない腿の裏側の筋肉を積極的に稼動させます。

　○右脚を前に踏み出しながら両手を挙げ、頭上で手を組み胴体を右に捻ります。同様に左脚を踏み出しながら胴体を左に捻ります。左右3回ずつ行います。

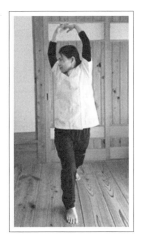 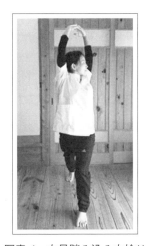

写真3　右足踏み込み右捻り　　写真4　左足踏み込み左捻り

　骨盤から背骨、肋骨の可動域が広がります。胴体と骨盤が連動することで、歩行やランニングの際の腕振りや動作が楽になります。

第 39 話
動的ストレッチを試す　その４

　動きを伴うストレッチの有効性を、下半身から胴体を中心に説明してきました。ここでは、上半身の動的ストレッチを紹介します。

1.　両肘を90度に曲げて、腕を横に上げて胸を開きます。肘は肩と同じ高さに上げます。

　肘の角度を維持したまま、しっかりと胸を開いて背中を寄せます。

　この時、顔は少し上に向け、背骨と胴体をしっかり反らせる意識で息を吸いながら行います。

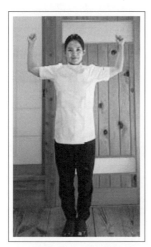
写真１　胸を開く

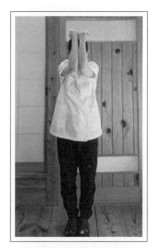
写真２　胸を閉じる

　次に、両肘を胸の前に寄せて前腕（肘から先）を合わせます。顔は下に向け、背中を丸める意識で息を吐きながら行います。

　10 〜 20 回、1, 2 で胸を開き、3, 4 で腕を閉じるリズムで行います。この動作は大胸筋や背中の菱形筋等をストレッチし、肩甲骨、肩関節、肋骨の可動域を広げるので、首や腕を動かしやすくなり呼吸が楽になります。出勤前に行うとストレスが軽減し、活力が湧いてくる感覚を得られます。

2.　両肘を 90 度に曲げて、腕を横に上げて胸を開きます。肘は肩と同じ高
　　さに上げます。

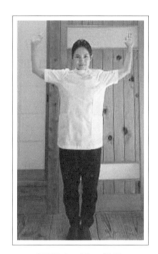

写真 3　肩の外旋

　肘の角度を維持したまま、前腕を下ろします。　そこからまた、肘を支点にして前腕を上げます。

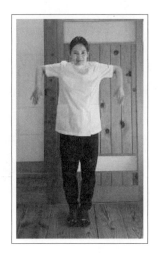
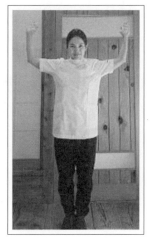

写真4 肩の内旋　　　　　　写真5 肩の外旋

　10回程、1で腕を上げ2で腕を下ろすリズムで繰り返します。この動作は肩のインナーマッスルといわれる内側の小さな筋肉群を伸ばし、肩の関節可動域を広げるので、腕が上げやすくなります。運動前に特におすすめの動的ストレッチです。

第 40 話
セラバンド療法　その 1

　身体の部位には外側表層の大きな筋肉群であるアウターマッスルや、インナーマッスルといわれる内側の小さな筋肉群、さまざまな方向に動く関節が存在します。

　インナーマッスルや多角的に動く関節は、マシンなどを使用した通常の筋力トレーニングやストレッチではケアしきれない部位で、日常生活でも動かすことが少ないのです。

　それらの部位は本来の可動域まで動かしきれていないと、圧迫や血液循環の不全が生じ、硬化して石灰化を起こしたり、炎症を起こしやすく、痛みの引き金になることも少なくありません。その対策として“セラバンド”を使用したエクササイズを行います。

　“セラバンド”とは、リハビリの運動療法に使われる伸縮性の強いゴム製のバンドです。最近は 100 円ショップでも購入でき、いくつか種類があります。

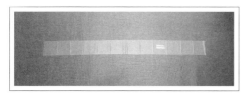

写真 1　一般的なセラバンド　100 円ショップでも購入可能

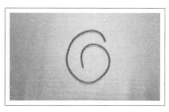

写真 2　チューブ状のバンド

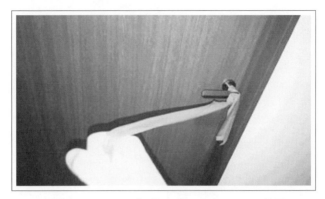

写真3 ドアのノブや柱などにくくりつけて使用

　肩のインナーマッスルといわれる部位のエクササイズをご紹介します。
　棘上筋、棘下筋、小円筋、肩甲下筋といわれる肩甲骨周辺の筋
　　きょくじょうきん　きょくかきん　しょうえんきん　けんこうかきん
肉が硬くなると、腕が上がりにくくなり、上げるときに痛みを伴います。
柱やドアのノブなどにセラバンドをしばり、端の部分を軽く握ります。脇
を締めて肘を90度に曲げ、肘を支点にして前腕を身体の内側や外側に
ゆっくりと曲げます。

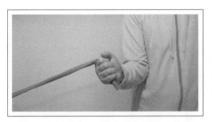

写真4　脇を締めて肘を90度に曲げる

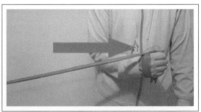

写真5　肘を支点として内側に平行に
　　　　曲げる（内旋）

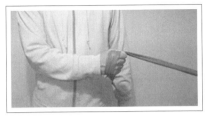

写真6　脇を締めて肘を90度に曲げる

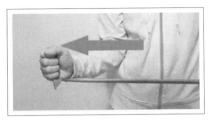

写真7　肘を支点として外側に平行に曲げる（外旋）

　肩の内旋・外旋といわれる動作で、継続して行うと肩の可動域が徐々に広がり、腕を上げやすくなります。

　1セットを10回として、それぞれ1～2セット行います。痛みが軽減して肩の可動域が広がるまで、毎日行いましょう。

第 41 話
セラバンド療法　その２

　股関節のインナーマッスルの調整法をご紹介します。股関節というと、開く＝開脚することが骨盤やＯ脚の矯正になったり、冷えやむくみを解消したりするので、健康には良いと言われてきました。開脚に特化した健康本も人気があるようです。

　しかし、開脚の柔軟性を向上させても骨盤の矯正にはつながりません。単純に開くだけでは骨盤の左右のバランスは解消されず、骨盤が歪んだまま股関節だけ柔軟になるので、股関節の亜脱臼を引き起こします。開きすぎると骨盤前部の恥骨が歪み、脚の付け根の「引っかかり感」が増長されます。骨盤に付着している股関節の骨頭部（こっとうぶ）は球状なので、開脚方向（外転（がいてん））だけでなく、内側（内転（ないてん））や回旋方向（外旋・内旋）、脚の前方（屈曲）、後方（伸展）にも動きます。股関節だけ一方向に広げようとすると、関節の形状は 歪（いびつ）になり、炎症や痛みを引き起こしてしまいます。また股関節は、骨盤を含む胴体と連動した動きを伴わないと、身体機能の向上にはつながりません。

　そもそもＯ脚や冷え・むくみの原因は糖の継続・過剰摂取なので、食生活を変えないと改善しません。骨盤は自転の影響で必ず歪むので、ストレッチを行ってもすぐに元に戻りますし、歪んでいても弊害はありません。肩関節同様、股関節を単独で動かして身体機能を向上させたり痛みを改善させるには、インナーマッスルを効果的に鍛える必要があります。椅子に座り、セラバンドを足首に巻きます。膝を少しだけ持ち上げ、膝から下をゆっくりと内側に少し曲げます。

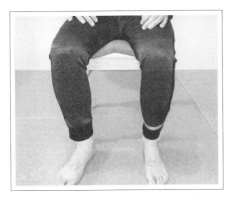

写真1　椅子と脚をセラバンドで結ぶ

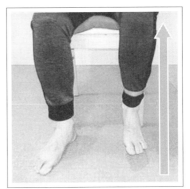

写真2　膝を少し持ち上げる

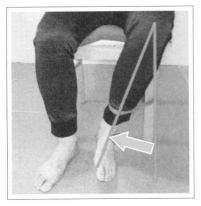

写真3　膝を支点に内側へ曲げていく

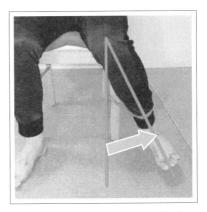

写真4　膝を支点に外側にも曲げる

　ゆっくり戻したら外側にもゆっくりと曲げ、またゆっくりと戻します。股関節の靭帯や恥骨筋、梨状筋等のインナーマッスルを鍛え、関節を正常な位置へ矯正します。上記写真1から4を左右の股関節に5回ずつ行います。

第 **42** 話
セラバンド療法　その３

　セラバンドを使ったエクササイズでは、日常生活であまり使われない筋肉をトレーニングします。大腿二頭筋といわれる大腿部裏側の筋肉にスポットを当てます。表側の大腿四頭筋は、立ち上がりや歩行はもちろん、階段の昇り降りなど、日常的に頻繁に使われるので、無意識のうちに鍛えられています。

　対する裏側の大腿二頭筋は、使用頻度が低いため、大腿四頭筋に比べて筋力低下を招きやすく、その結果大腿部表裏の筋力拮抗作用にアンバランスが生じて、膝関節や姿勢に影響を及ぼします。

　筋力の弱さは硬さと同義なので、大腿二頭筋が硬く縮んで大腿部表裏の筋力バランスが極端に崩れると、膝関節が伸びなくなり、脚が屈曲した

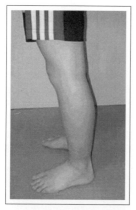 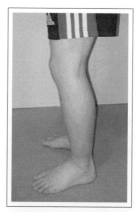

写真１　表裏の拮抗バランスがとれて　　写真２　裏側の大腿二頭筋が収縮し、
　　　　いると膝はまっすぐ伸びる　　　　　　　　膝が伸びきらなくなる

まま膝関節が歪んでしまいます。そうなると日常的なつま先への加重により、足裏・脛・ふくらはぎの筋肉が硬くなり、足首の可動性が失われます。その状態が続くと、膝痛が起きたり、骨盤の動きが制限されることで腰が伸びなくなり、腰痛や姿勢不良を招いてしまいます。

　仰向けに寝て脚を伸ばした時の膝関節の痛みは、前述の、膝関節が日常的に伸びきっていない方に多く見受けられます。

　歩行時に前へ進む推進力を生み出す筋肉は、大腿二頭筋や臀部等の下半身裏側の筋肉群です。陸上の短距離選手は、大腿部前面よりも大腿二頭筋を重点的に強化します。

　膝の違和感、歩行スピードの低下や姿勢不良が気になり始めた方は、セラバンドによる大腿二頭筋のエクササイズで、大腿四頭筋との拮抗バランスを改善させましょう。

　セラバンドの片端を椅子等に、もう片方の端を足首に固定し、膝の位置をなるべく変えずに、そのまま膝を曲げていきます。セラバンドの抵抗によって大腿二頭筋が強化されます。

　ゆっくり膝を伸ばして元の位置に戻します。1, 2, 3, 4, のリズムでゆっくり曲げ、5, 6, 7, 8, のリズムでゆっくり戻します。5 〜 10 回毎日行います。

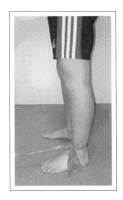
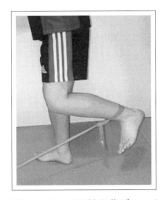
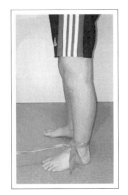

写真3　セラバンドを足首に固定　　写真4　ゆっくり膝を曲げていく　　写真5　ゆっくり元に戻す

第 **43** 話
セラバンド療法　その4

セラバンドの収縮性を活かした肩のエクササイズをご紹介します。

○肩関節の屈曲＋水平外転

① 　セラバンドの両端を軽く握り、頭上に持ち上げます。

② 　1, 2, 3, 4のリズムで息を吸いながらゆっくり頭の後ろに下ろします。

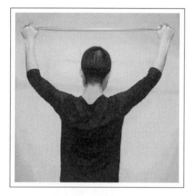
写真1　頭上に持ち上げる

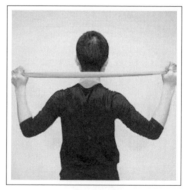
写真2　頭の後ろに下ろす

③ 　下ろしたら、そこからさらに胸を広げ肩甲骨を寄せます。

④ 　5, 6, 7, 8のリズムで息を吐きながらまた頭上にゆっくり持ち上げます。

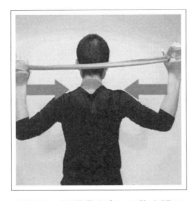
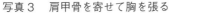
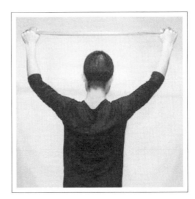

写真3　肩甲骨を寄せて胸を張る　　写真4　　頭上に上げる

　この動作を5〜10回行います。肩に痛みがある方は下ろす位置を高めにしても構いません。

　関節が硬い方でもセラバンドが伸びることで2）の動作が可能になります。

　特に3）の胸を広げ、肩甲骨を寄せる動作は日常生活ではほとんど行われないため、肩や肋骨、鎖骨などの関節が潤滑され可動域が広がり、姿勢の矯正にもなります。

　○肩関節の伸展

　⑤　左の足首にセラバンドの端を結び、逆側を左手で持ちます。

　⑥　上半身はしっかり起こし、左腕を1, 2, 3, 4のリズムでゆっくり後
　　ろ側に引き上げます（肩の伸展）。

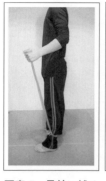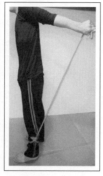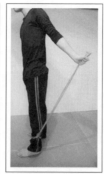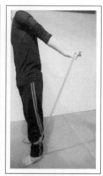

写真5　足首に縛る　　写真6　肩の伸展　　写真7　外側に腕を　　写真8 内側に捻る
　　　　　　　　　　　　　　　　　　　　　　　　　捻る

⑦　そのまま腕を外側、内側と捻ります。

⑧　5, 6, 7, 8のリズムで腕を胴体の横までゆっくり戻します。

　この動作を5〜10回行います。腕を前から上に上げる屈曲動作が痛い方は逆にこの伸展動作を行うことで屈曲も徐々に楽に行えるようになります。⑦の捻る動作は肩のインナーマッスルを刺激します。この動作も日常生活でほとんど行うことがなく、肘や肩に違和感がある方には特におすすめで、関節の可動域を広げます。動的ストレッチは、リズミカルに、インナーマッスルやストレッチは、ゆっくりスロートレーニングで行うことがポイントです。

※本書の健康理論に基づいて考案された巡心流整体術は、筆者が主催する「日本徒手整体アカデミー」で学ぶことができます。

http://www.aoyamaseitai-ac.com/

　スクール、出張トレーニング、講演、カルチャー講座、コンサルタント等の統括は日本徒手整体トレーナー認定協会が行っています。

info@aoyamaseitai-ac.com

■著者紹介

佐々木 拓男 （ささき たくお）

　1972年愛知県生まれ
　日本体育大学体育学部健康学科卒
　日本徒手整体トレーナー認定協会理事長／衛生管理者／高等学校
　保健体育教員免許
　セラピスト養成スクール「日本徒手整体アカデミー」学院長
　働く人と家族の健康を守る「ウエルネス　マネジメント」代表

　運動は体質改善をさせることができないばかりか、むしろ体質改
善を阻み健康を阻害する因子にもなりえる、という世の中の健康
常識とは逆の論理を展開。体質改善や運動の正しい考え方とは？
疾患の決定的要因とは？ 超高齢化時代必読の書！

　撮影協力：第4章
　整体～花（はん）なり https://blog.goo.ne.jp/seitaihannari

運動で体質が改善できなかった人が読む本

2020年1月15日　初版第1刷発行
2020年3月30日　初版第2刷発行

■著　　者───佐々木拓男
■発 行 者───佐藤　守
■発 行 所───株式会社 大学教育出版
　　　　　　　　〒700-0953 岡山市南区西市 855-4
　　　　　　　　電話（086）244-1268　FAX（086）246-0294
■印刷製本───モリモト印刷㈱

ISBN978-4-86692-059-7